何氏通络开结术

何银萍 / 著

北京科学技术出版社

图书在版编目（CIP）数据

何氏通络开结术 / 何银萍著 . — 北京 : 北京科学
技术出版社 , 2022.7
ISBN 978-7-5714-2207-3

Ⅰ . ①何… Ⅱ . ①何… Ⅲ . ①通络 Ⅳ . ① R242

中国版本图书馆 CIP 数据核字 (2022) 第 046797 号

策划编辑： 侍　伟　吴　丹
责任编辑： 吴　丹
责任校对： 贾　荣
图文制作： 樊润琴
责任印制： 李　茗
出 版 人： 曾庆宇
出版发行： 北京科学技术出版社
社　　址： 北京西直门南大街 16 号
邮政编码： 100035
电　　话： 0086-10-66135495（总编室）　0086-10-66113227（发行部）
网　　址： www.bkydw.cn
印　　刷： 北京捷迅佳彩印刷有限公司
开　　本： 710 mm×1 000 mm　1/16
字　　数： 142 千字
印　　张： 14.25
版　　次： 2022 年 7 月第 1 版
印　　次： 2022 年 7 月第 1 次印刷
ISBN 978-7-5714-2207-3

定　　价： 128.00 元

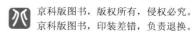

前 言
PREFACE

何氏通络开结术始创于清代，由创始人何其功取其祖传中医点穴、正骨等手法之精华并结合自己多年的临床经验创立而成，至今已传承至第六代。

现代社会生活和工作节奏快、压力大，很多人的身体处于亚健康状态。随着计算机、手机等电子产品的应用与普及，许多人成了"低头族"，这导致颈椎病的发病率居高不下。除此之外，肩周炎、腰椎间盘突出症、关节炎等疾病也困扰着人们。何氏通络开结术以中医的经络、经筋学说为理论基础，运用独特的脚法与手法通络开结，可以帮助人们解除上述病痛、改善身体的亚健康状态。

何氏通络开结术第六代传承人何银萍守正创新，在传承何氏先祖医学精华的同时，将何氏通络开结术与现代医疗技术相结合，研发出多种特色仪器和辅助药物，创立了独特、高效、安全的"何氏易筋通 6+1 系统健康养生模式"。

《"健康中国 2030"规划纲要》提出要"大力发展中医非药物疗法，使其在常见病、多发病和慢性病防治中发挥独特作用"，提倡"推广适宜技术"。何氏通络开结术第六代传承人何银萍秉承"发扬中医药传统文化"的精神，摒弃"家学秘不外传"的旧思想，响应"强化中医药师承教育"的号召，开门办学收徒，至今已培养百余名弟子。何氏通络开结术作为一项传承百年的特色技法，是一份宝贵的中医药文化遗产。我们将在各界人士的关心、支持下，锐意开拓、积极进取，为弘扬中医药文化、传承何氏通络开结术而不懈努力！

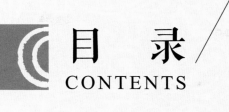

目　录
CONTENTS

第一章　起源与发展

第二章　理论基础：经络与经筋

第三章　治疗依据与治疗原则

第四章　作用、适用范围与注意事项

第五章　何氏通络开结术的操作

第六章　临床经典病案

第一章

起源与发展

　　中医学是我国各族人民在长期的生产和生活实践中与疾病不断斗争并探索总结发展而来的。成书于秦汉时期的《黄帝内经》是中医理论的奠基之作，经络、经筋等理论都源于《黄帝内经》。千百年来，无数医家传承、发展这些理论并将之应用于临床实践，不断总结经验，取得了累累硕果。通络开结技术就是这些"硕果"中的一枚，因其具有操作简便、疗效好、安全性高等特点，被广泛应用于临床。何氏通络开结术作为通络开结技术中独树一帜的流派，已有 200 多年的历史。它基于《黄帝内经》中的经络、经筋等理论，结合人体骨骼、肌肉等组织的结构和功能特点，运用特色的手法和脚法来治疗疾病，在中医学发展的历史长河中，为保障中华儿女的健康发挥了重要作用。

一、起 源

纵观祖国医学发展历史，我们不难发现，任何一种中医治疗技术或方法的产生都有其偶然性和必然性。以推拿疗法为例，其历史可以追溯至远古时期。先民们在日常的生产、生活中遇到意外损伤时，发现用手抚按患处可使疼痛或不适减轻，于是认识到抚按具有特殊的治疗作用，这是偶然性。在之后漫长的岁月中，人们不断实践、归纳总结，最终创立了推拿疗法，这是必然性。何氏通络开结术的形成亦是如此。它的创立有其独特的历史背景，存在着一定的偶然性，而在自创立至今的200多年里，它又经过数代人的不断发展、总结，最终形成了现在的何氏通络开结术。

何氏通络开结术起源于清代，创始人是何其功。何其功生于清乾隆四十一年（1776），是江苏青浦（今上海市青浦区）的一名民间中医。他出身于医学世家，医术精湛，心系苍生。清道光年间（1821—1850），多地开展禁鸦片活动，许多吸食鸦片者在戒断过程中都出现了轻重不一的戒断症状。何其功仁心仁术，利用自身特长，为戒断期的百姓提供何氏祖上的内服经方，以帮助他们成功戒掉鸦片。与此同时，为了减轻吸食鸦片者在戒断过程中的痛苦，缓解他们在戒断时出现的全身疼痛等症状，何其功取其祖传中医点穴、正骨等手法之精华，结合自己多年的临床经验，运用《黄帝内经》中的经络、经筋等理论及对于骨和肉的相关论述，创立了何氏通络开结术。

二、薪火相传

何其功创立的何氏通络开结术，经过几代人的传承和发展，逐渐形成体系，为许多患者解决了病痛，享誉一方。目前何氏通络开结术已传至第六代。在第六代传承人何银萍的努力下，何氏通络开结术走进了北京市海淀区，这项技术也由此得到了更大的发展。2018 年何氏通络开结术被列为北京市海淀区级非物质文化遗产，2019 年何银萍被评为北京市海淀区级非物质文化遗产"何氏通络开结术"代表性传承人。同时，何氏通络开结术由家传转变为师传，使这项技术在新时代以师承模式得到进一步的传播与发展。

何银萍（1972—），中医医师，北京市第十四次妇女代表大会代表，政协北京市海淀区委员会常务委员，北京市海淀区女企业家协会会长，北京青年政治学院特聘专家，北京卫视《养生堂》特邀专家，中国民族医药协会传统医药特色评鉴专业委员会副会长，北京市女企业家协会副会长，北京市海淀区级非物质文化遗产"何氏通络开结术"代表性传承人，北京市国仁中医药家庭保健促进中心主任，何氏浩生（北京）国际中医药科学研究院院长，何银萍委员工作站站长，中国管理科学研究院商学院客座教授，北京轩辕国医堂中医门诊部主任，中国女企业家协会常务理事，全国工商联女企业家商会常务理事，北京市海淀区民营医协会执行会长，北京大学民营经济研究院北大文化讲师团成员，统一战线医疗扶贫黔西南试验区专家团成员，政协隆尧县第十二届委员会经济顾问，北京市海淀区医学会常务理事，北京医院协会民营医院委员会副主任委员，中关村女性创新蕙智发展项目共创导师。著有《让生命之树常青》《健康财富学》《德行养生馆》等。

何银萍的父亲是一名残疾军人，全身有 30 多处伤。何银萍习承家学，自幼就用何氏通络开结术为父亲减缓病痛。她在传承何氏通络开结术的同时，博采多名国医大师之长，兼收并蓄，将祖传技术与中医理论及现代医疗技术相结合，创立了独特、高效、安全的"何氏易筋通 6+1 系统健康养生模式"。

何银萍肩负着行业使命与社会责任，在砥砺中走向成功，赢得了社会与业界的肯定。她曾获得"2004 年中国经济女性年度杰出贡献人物""2005 年度中国优秀民营企业家""2011 年推动中国经络诊疗事业发展十大杰出人物""2014 年第七届创业中国年度人物""2016 年健康中国产业领军人物""2017 年度北京市海淀区三八红旗手"等荣誉称号。何银萍于 2014 年担任 CCTV《影响力对话》栏目特邀嘉宾，于 2017 年 12 月、2019 年 6 月分别当选北京市海淀区第十三次、第十四次妇女代表大会代表，并于 2019 年 8 月荣获"建国 70 周年健康中国特别贡献奖"。

2019 年，作为北京市海淀区政协委员代表，何银萍参加了国庆70 周年"民主法治"群众游行方阵。她除了是方阵成员，还担任着一个特别的角色——队列里的保健医。在进行医疗保健工作的同时，她还教大家一些经络拉伸和自我疏解的方法，受到了一致好评。

一直以来，何银萍始终秉承初心，积极传播正能量，承担起一名政协委员、企业家应有的责任，为祖国、为社会贡献全部力量！2019 年 10 月，何银萍参加"中医智慧，全球共享"优秀中医传承人献礼 70 周年全球巡展活动，被推选为美国站巡展嘉宾，该巡展活动于 2019 年 10 月 1 日—7 日在美国纽约时代广场大屏展播；2019 年 11月，何银萍做客北京卫视《养生堂》栏目；2019 年 12 月，何银萍受邀出席第二届亚洲经济大会并荣获"中国经济十大年度女性"称号；2019 年 12 月，何银萍当选第五批北京市海淀区级非物质文化遗产"何氏通络开结术"的代表性传承人；2020 年 3 月，何银萍荣获北京市"三八红旗手"称号；2020 年 4 月，何银萍的家庭荣获"首都最美家庭"称号；2020 年 8 月，何银萍荣获北京市"扶贫爱心奉献奖"；2020 年 8 月，"何银萍委员工作站"成立；2020 年 9 月，何银萍荣获中国"2020 杰出创业女性"称号；2020 年 10 月，何银萍荣获"抗疫杰出贡献奖"；2021 年 2 月，何银萍被评为 2020 年度"感动海淀"十大文明人物；2021 年 3 月，何银萍荣获"全国巾帼建功标兵"，并入选"健康中国"系列图书第四卷《"疫"情下的——中医魂》中人物；2021年7月1日，何银萍受邀参加在天安门广场举行的庆祝中国共产党成立100周年大会；2021年9月，何银萍被评为政协北京市海淀区第十届委员会优秀委员；2021年9月，何银萍提出的《关于大力推进传统医药非物质文化遗产保护的建议》被评为政协北京市海淀区第十届委员会第五次会议优秀提案；2021年10月，何银萍被评为"首都市民学习之星"；2021年12月，北京市中医管理局立项的"何银萍中医药传统技能传承工作室"成立；2022年4月，何银萍荣获"首都劳动奖章"及"北京市妇女儿童工作先进个人"称号。

何银萍积极进取，从没有停止过学习，20多年来不断从《黄帝内经》、中医大家学术思想与临床案例中总结经验。她师承国医大师李佃贵和中国共产党中央委员会办公厅警卫局保健处主任医师胡维勤，博采众长，不断创新，只为把何氏通络开结术更好地传承下去并发扬光大，以造福更多人。

三、特　　点

200多年来，何氏通络开结术在临床诊治疾病方面一直发挥着巨大作用。何氏通络开结术延绵发展至今依然能保有活力，不仅是历代传承人不断努力发展的结果，还与其自身特点有关。何氏通络开结术具有以下几个特点。

（一）重视预防

《素问·四气调神大论》云："是故圣人不治已病治未病，不治已乱治未乱，此之谓也。"意思是高明的医生善于治疗未发生的疾病，就是我们常说的预防。何氏通络开结术不仅能治疗疾病，缓解患者的痛苦，还具有强大的防病作用。在现代快节奏生活、较大的工作压力及环境污染等影响下，亚健康已成为威胁很多人健康的"敌人"，而何氏通络开结术对于调整亚健康状态具有明显优势。

（二）手脚并用

何氏通络开结术不仅有手部的操作方法，同时还重视脚法的运用，这有别于其他推拿流派单纯运用手法治疗疾病。何氏通络开结术根据人体不同部位及疾病的特点，灵活运用手法和脚法通络开结，加强对患处的刺激，有助于疾病的康复。

（三）原理简单，易懂易学

何氏通络开结术尤其擅长治疗骨关节及软组织损伤。何氏通络开结术创始人及历代传承人（以下简称"何氏"）在长期的临床实践中，根据中医基本理论，将何氏通络开结术的作用原理概括为"治骨先治肌（肉）"及"重视有形之血，更重视无形之气"。该原理浅显易懂，易为大众接受。在操作技术上，何氏将开结手法和通络脚法分别进行归类总结，并对每种手法和脚法的操作部位、适用范围进行规范，使操作方法简便易学。这为何氏通络开结术的应用与传播奠定了良好的基础。

（四）结合现代医疗技术

在临床实践中，何氏通络开结术不仅运用传统的手法和脚法进行治疗，还充分利用现代医疗技术如 3D 经脉仪等进行辅助治疗。这也是何氏通络开结术区别于传统推拿疗法及其他开结流派疗法的一大特点。

第二章

理论基础：经络与经筋

何氏通络开结术，顾名思义，其主要针对的部位一为络、二为结。络即经络，结即结筋病灶点。说到结筋病灶点，不得不提的一个概念就是经筋。经络与经筋同属经络系统的组成部分，其中十二经脉与十二经筋在循行上相伴而行，二者在生理上相互依存、相互为用，十二经筋为十二经脉提供载体，十二经脉为十二经筋提供气血，二者在病理上相互影响。经络与经筋是何氏通络开结术的理论基础。

一、经　　络

经络的概念在马王堆汉墓出土的帛书《足臂十一脉灸经》和《阴阳十一脉灸经》中就有记载，《黄帝内经》中更有专篇对其进行论述。经络学是针灸学和推拿学的基础，是中医学的重要组成部分。中医学认为，经络是经脉和络脉的总称，是人体内运行气血，联系脏腑、体表及全身各部的通道，是人体功能的调控系统。《灵枢·脉度》云：

"经脉为里，支而横者为络。"这句话说明了经与络的关系，即络是经的分支。

经脉包括十二经脉、奇经八脉和十二经别，其中十二经脉和奇经八脉中的任脉、督脉又合称为十四经。络脉包括十五络脉、孙络、浮络。此外还有连属于体表的十二经筋和十二皮部。以上经脉和络脉共同构成了人体的经络系统。十二经脉是经络系统的主体，十二经脉理论也是何氏通络开结术的重要理论基础。但在临床操作中，奇经八脉中的任、督二脉亦常用到，故本部分着重介绍十四经的相关内容。

（一）十四经

《十四经发挥》云："十二经所列次第，并以流注之序为之先后；附以任、督二奇者，以其有专穴也，总之为十四经云。"奇经八脉中的任脉和督脉因与十二经脉相似，有其所属的腧穴，所以常与十二经合称为十四经。

1. 十二经脉

十二经脉是经络系统的主体部分，分别为手太阴肺经、手阳明大肠经、足阳明胃经、足太阴脾经、手少阴心经、手太阳小肠经、足太阳膀胱经、足少阴肾经、手厥阴心包经、手少阳三焦经、足少阳胆经、足厥阴肝经。在体表，十二经脉纵贯全身，左右对称地分布于头面、躯干和四肢；在体内，十二经脉与脏腑相连属，阴经属脏主里，阳经属腑主表，一脏配一腑，一阴配一阳，形成了脏腑、阴阳、表里的属络关系。十二经脉使人体成为一个有机的整体。十二经脉的循行走向和交接有一定的规律，其循行始于手太阴肺经，终于足厥阴肝经，再由足厥阴肝经到手太阴肺经，逐经相传，即"阴阳相贯，如环无端"。十二经脉主行气血，使气血能够周流全身，濡养各脏腑组织器官，维持人体的生理活动。

2. 任脉、督脉

我们常在武侠小说中看到武林高手"打通任、督二脉"的情节，他们一旦打通了任、督二脉，武功就会突飞猛进。这些描述为任、督二脉蒙上了一层神秘的面纱。但在中医理论中，任、督二脉并不神秘，它们属于奇经八脉，有着固定的循行路线和所属腧穴。《奇经八脉考》云："督脉起于会阴，循背而行于身之后，为阳脉之总督，故曰阳脉之海；任脉起于会阴，循腹而行于身之前，为阴脉之承任，故曰阴脉之海。"

何氏通络开结术中的开结手法就是通过手法刺激经络上的腧穴或结节，以达到扶正祛邪、平衡阴阳、舒筋通络等作用。何氏通络开结术中的脚法是针对十四经循行部位的治疗操作，可以直接作用于某条经络，激发经络的气血运行，从而疏通经络，达到"有病治病，无病防病"的目的。

（二）十四经的作用

1. 十二经脉的作用

《灵枢·经脉》云："经脉者，所以能决死生，处百病，调虚实，不可不通。"这段话概括了经脉的重要作用，也说明了保持经脉通畅的重要性。

（1）联络沟通作用。

经络能够沟通表里上下，联系脏腑器官。《灵枢·海论》云："夫十二经脉者，内属于腑脏，外络于肢节。"人体是由脏腑、形体、官窍、皮肉、筋骨等组成的一个复杂整体，人体之所以能构成有机的整体，主要是依靠经络的联络沟通功能实现的。十二经脉及其分支纵横交错、入里出表、通上达下并相互络属于脏腑，使人体的各个脏腑组织器官有机地联系起来，构成了一个表里、上下彼此之间紧密联系、协调共济的统一体。

（2）运行调节作用。

《灵枢·本脏》云："经脉者，所以行血气而营阴阳，濡筋骨，利关节者也。"经络调和阴阳，运行气血，以濡养人体各个脏腑、组织、器官，使人体维持正常的生理活动，若人体气血失调、阴阳失和，则发生疾病。何氏通络开结术可以激发人体经络的运行和调节功能，使功能异常的脏腑组织器官恢复正常。

（3）感应传导作用。

经络有感应刺激、传导信息的作用。当人体的某一部位受到刺激时，这个刺激就会沿着经脉传入人体内相关的脏腑组织器官，导致发生相应的生理或病理变化，这些变化又可通过经络反映于体表。临床中我们运用何氏通络开结术揉按某些经络、穴位时，患者会有明显的酸、麻、胀、痛感，就是经络感应传导的作用。因此，在经络、穴位上实施何氏通络开结术的脚法和手法，可以疏通气血、调整脏腑功能。

（4）诊断作用。

经络与疾病的发生、传变有密切的关系。某一经络若功能异常，就易遭受外邪侵袭，既病之后，外邪又可沿着经络进一步内传脏腑。经络不仅是外邪由表入里的传变途径，也是病变在内脏之间、内脏与体表组织之间相互影响的途径。经络有一定的循行部位和脏腑络属，故可以反映其所属脏腑的病证。当人体发生疾病时，可以根据疾病所表现的症状，判断其病位，并结合经络循行部位及所系脏腑的理论，在与病位相关的经络、腧穴上找到病理反应点，这为我们在临床中运用通络开结术治疗疾病提供了诊断依据。

2. 任、督二脉的作用

任脉的主要作用是调节阴经气血，并且"任主胞胎"，任脉与女子的月经来潮、妊养、生殖有关。因此，临床中何氏通络开结术作用于任脉不仅可以配合其他阴经调节人体气血，还对妇科疾病有很好的治疗作用。这扩展了何氏通络开结术的适用范围，使它不仅可以治疗骨关节和软组织损伤类疾病，还可以调理一些妇科疾病。

督脉与各阳经联系密切，对全身阳经气血起调节作用。此外，《素问·骨空论》云："督脉为病，脊强反折。"这句话说明督脉的通畅与否与脊柱健康等密切相关。

中医认为，任主血，督主气，气血旺，则百病无从生。任、督二脉分别对十二经脉中的手足六阴经与手足六阳经起主导作用。当十二经脉气血充盈，则流溢于任、督二脉；若任、督二脉气血旺盛，则循环作用于十二经脉。故任督通则百脉皆通。因此何氏通络开结术作用于任、督二脉，可以促进人体全身气血的运行，起到预防疾病、治疗疾病的作用。

手太阴肺经

《灵枢·经脉》曰："肺手太阴之脉，起于中焦，下络大肠，还循胃口，上膈属肺，从肺系横出腋下，下循臑内，行少阴心主之前，下肘中，循臂内上骨下廉，入寸口，上鱼，循鱼际，出大指之端；其支者，从腕后直出次指内廉，出其端。是动则病肺胀满膨膨而喘咳，缺盆中痛，甚则交两手而瞀，此为臂厥。是主肺所生病者，咳，上气喘渴，烦心胸满，臑臂内前廉痛厥，掌中热。气盛有余，则肩背痛风寒，汗出中风，小便数而欠。气虚则肩背痛寒，少气不足以息，溺色变。"

肺经主要治疗与喉、胸、肺相关的病证，如肺部闷胀、咽喉肿痛、咳嗽、气喘、心烦、胸闷等，以及经脉循行部位其他的病证，如上臂、前臂内侧前缘疼痛、厥冷及掌心发热等。

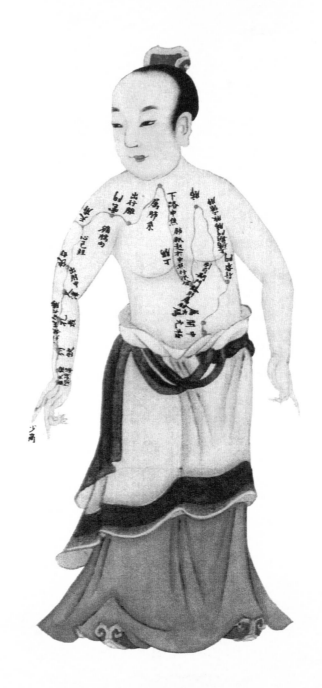

手太阴肺经

手阳明大肠经

《灵枢·经脉》曰："大肠手阳明之脉，起于大指次指之端，循指上廉，出合谷两骨之间，上入两筋之中，循臂上廉，入肘外廉，上臑外前廉，上肩，出髃骨之前廉，上出于柱骨之会上，下入缺盆络肺，下膈属大肠；其支者，从缺盆上颈贯颊，入下齿中，还出挟口，交人中，左之右，右之左，上挟鼻孔。是动则病齿痛颈肿。是主津液所生病者，目黄口干，鼽衄，喉痹，肩前臑痛，大指次指痛不用。气有余则当脉所过者热肿，虚则寒栗不复。"

大肠经主要治疗头面、五官、咽喉部疾病及神志病、热病等，如齿痛、颈部肿胀、眼睛昏黄不明、口干、鼻流清涕、咽喉痛等，以及经脉循行部位的其他病证，如肩前、上臂、食指疼痛、活动不利等。

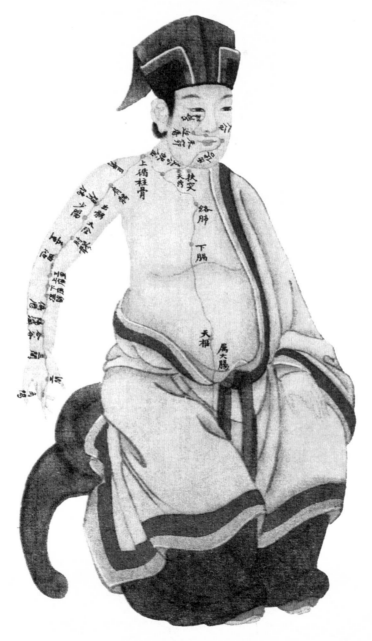

手阳明大肠经

足阳明胃经

《灵枢·经脉》曰："胃足阳明之脉。起于鼻之交頞中，旁纳太阳之脉，下循鼻外，入上齿中，还出挟口环唇，下交承浆，却循颐后下廉，出大迎，循颊车，上耳前，过客主人，循发际，至额颅；其支者，从大迎前下人迎，循喉咙，入缺盆，下膈属胃络脾；其直者，从缺盆下乳内廉，下挟脐，入气街中；其支者，起于胃口，下循腹里，下至气街中而合，以下髀关，抵伏兔，下膝膑中，下循胫外廉，下足跗，入中趾内间；其支者，下廉三寸而别，下入中趾外间；其支者，别跗上，入大趾间，出其端。是动则病洒洒振寒，善呻数欠颜黑，病至则恶人与火，闻木声则惕然而惊，心欲动，独闭户塞牖而处。甚则欲上高而歌，弃衣而走，贲响腹胀，是为骭厥。是主血所生病者，狂疟温淫汗出，鼽衄，口㖞唇胗，颈肿喉痹，大腹水肿，膝膑肿痛，循膺、乳、气街、股、伏兔、骭外廉、足跗上皆痛，中趾不用。气盛则身以前皆热，其有余于胃，则消谷善饥，溺色黄。气不足则身以前皆寒栗，胃中寒则胀满。"

胃经主要治疗胃肠疾病、头面部疾病及神志病，如头痛、眩晕、齿痛、小腹胀满、胃痛、失眠、癫狂等，以及经脉循行部位的其他病证，如胸前、乳房、腹股沟、大腿前侧、小腿外侧、足背疼痛等。

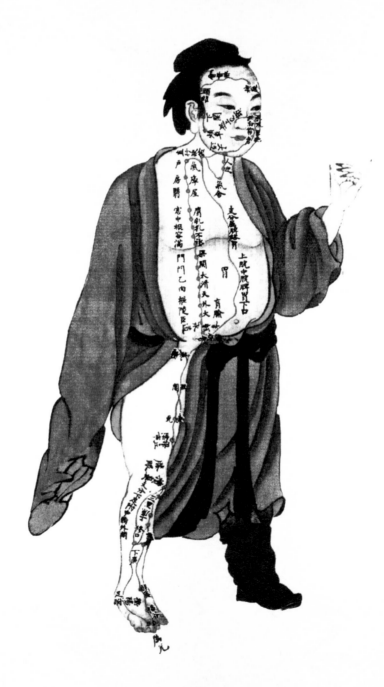

足阳明胃经

足太阴脾经

《灵枢·经脉》曰："脾足太阴之脉，起于大趾之端，循趾内侧白肉际，过核骨后，上内踝前廉，上踹内，循胫骨后，交出厥阴之前，上膝股内前廉，入腹属脾络胃，上膈，挟咽，连舌本，散舌下；其支者，复从胃，别上膈，注心中。是动则病舌本强，食则呕，胃脘痛，腹胀善噫，得后与气则快然如衰，身体皆重。是主脾所生病者，舌本痛，体不能动摇，食不下，烦心，心下急痛，溏、瘕、泄、水闭、黄疸，不能卧，强立股膝内肿厥，足大趾不用。"

脾经主要治疗脾胃病、妇科病及前阴病，如腹胀、腹痛、泄泻、月经不调、痛经、遗尿、阳痿等，以及经脉循行部位的其他病证，如大腿和小腿内侧肿胀、厥冷及足大趾不能用等。

足太阴脾经

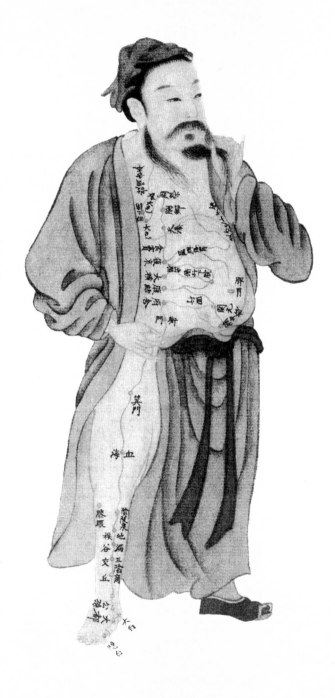

手少阴心经

　　《灵枢·经脉》曰："心手少阴之脉，起于心中，出属心系，下膈络小肠；其支者，从心系上挟咽，系目系；其直者，复从心系却上肺，下出腋下，下循臑内后廉，行太阴心主之后，下肘内，循臂内后廉，抵掌后锐骨之端，入掌内后廉，循小指之内出其端。是动则病嗌干，心痛，渴而欲饮，是为臂厥。是主心所生病者，目黄，胁痛，臑臂内后廉痛厥，掌中热痛。"

　　心经主要治疗心脏疾病、胸部疾病及神志病，如心痛、心悸、胸闷、怔忡、健忘、痴呆、癫狂等，以及经脉循行部位的其他病证，如前臂内侧后缘疼痛、厥冷、麻木等。

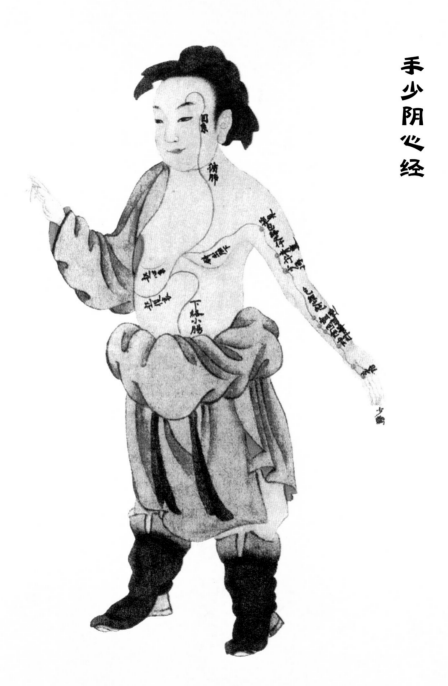

手少阴心经

手太阳小肠经

《灵枢·经脉》曰："小肠手太阳之脉，起于小指之端，循手外侧上腕，出踝中，直上循臂骨下廉，出肘内侧两筋之间，上循臑外后廉，出肩解，绕肩胛，交肩上，入缺盆络心，循咽下膈，抵胃属小肠；其支者，从缺盆循颈上颊，至目锐眦，却入耳中；其支者，别颊，上𬺈抵鼻，至目内眦，斜络于颧。是动则病嗌痛颔肿，不可以顾，肩似拔，臑似折。是主液所生病者，耳聋，目黄，颊肿，颈、颔、肩、臑、肘、臂外后廉痛。"

小肠经主要治疗头、项、耳、目、咽喉部疾病及热病、神志病，如耳聋、耳鸣、黄疸、头项强痛、目翳、咽喉肿痛等，以及经脉循行部位的其他病证，如肩部牵拉样疼痛、上臂和前臂外侧后缘疼痛等。

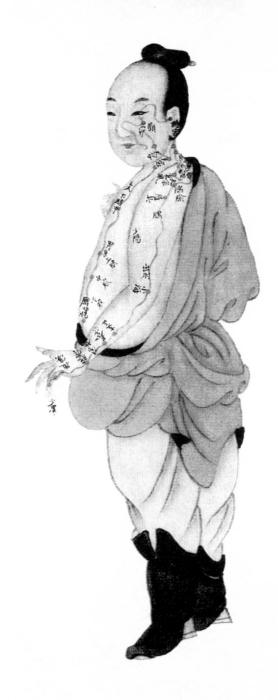

手太阳小肠经

足太阳膀胱经

《灵枢·经脉》曰："膀胱足太阳之脉，起于目内眦，上额交巅；其支者，从巅至耳上角；其直者，从巅入络脑，还出别下项，循肩髆内，挟脊抵腰中，入循膂，络肾属膀胱；其支者，从腰中下挟脊贯臀，入腘中；其支者，从髆内左右，别下贯胛，挟脊内，过髀枢，循髀外从后廉下合腘中，以下贯腨内，出外踝之后，循京骨，至小趾外侧。是动则病冲头痛，目似脱，项如拔，脊痛腰似折，髀不可以曲，腘如结，腨如裂，是为踝厥。是主筋所生病者，痔、疟、狂、癫疾，头囟项痛，目黄、泪出，鼽衄，项、背、腰、尻、腘、腨、脚皆痛，小趾不用。"

膀胱经主要治疗头、项、目、背、腰、下肢部疾病及神志病，如发热、头痛、项痛、腰痛、下肢痿痹、癫狂等。膀胱经第一侧线的背俞穴与第二侧线的腧穴主治相关的脏腑组织器官的病证。

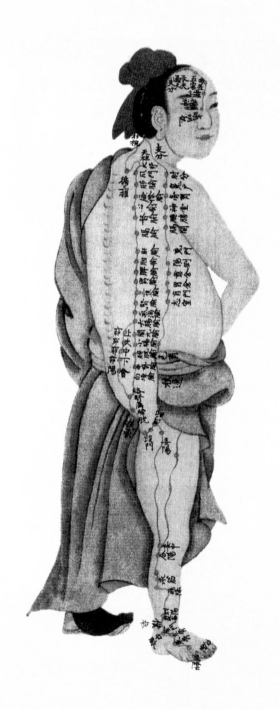

足太阳膀胱经

足少阴肾经

《灵枢·经脉》曰："肾足少阴之脉，起于小趾之下，斜走足心，出于然骨之下，循内踝之后，别入跟中，以上腨内，出腘内廉，上股内后廉，贯脊属肾络膀胱；其直者，从肾上贯肝膈，入肺中，循喉咙，挟舌本；其支者，从肺出络心，注胸中。是动则病饥不欲食，面如漆柴，咳唾则有血，喝喝而喘，坐而欲起，目䀮䀮如无所见，心如悬若饥状。气不足则善恐，心惕惕如人将捕之，是为骨厥。是主肾所生病者，口热，舌干，咽肿，上气，嗌干及痛，烦心，心痛，黄疸，肠澼，脊股内后廉痛，痿厥，嗜卧，足下热而痛。"

肾经主要治疗妇科病、前阴病及肺、肾、咽喉部疾病，如月经不调、阴挺、阴痒、咽喉干痛、咳喘、水肿等，以及经脉循行部位的其他病证，如足下转筋等。

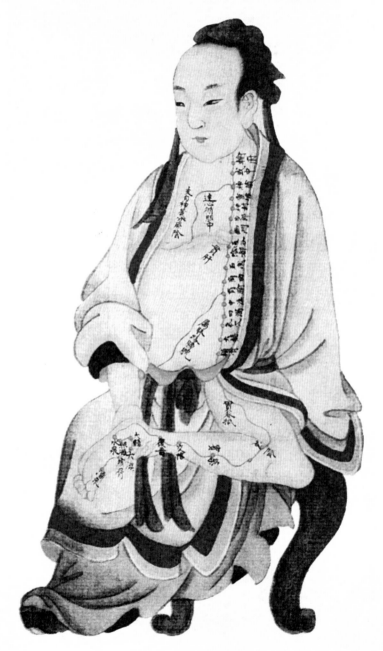

足少阴肾经

手厥阴心包经

《灵枢·经脉》曰："心主手厥阴心包络之脉，起于胸中，出属心包络，下膈，历络三焦；其支者，循胸出胁，下腋三寸，上抵腋，下循臑内，行太阴少阴之间，入肘中，下臂行两筋之间，入掌中，循中指出其端；其支者，别掌中，循小指次指出其端。是动则病手心热，臂肘挛急，腋肿，甚则胸胁支满，心中憺憺大动，面赤目黄，喜笑不休。是主脉所生病者，烦心，心痛，掌中热。"

心包经主要治疗心脏疾病、胸部和胃部疾病及神志病，如心痛、心悸、咳嗽、胸胁胀痛、胸闷、中风昏迷、中暑等，以及经脉循行部位的其他病证，如前臂与肘部拘挛疼痛、腋窝部肿胀等。

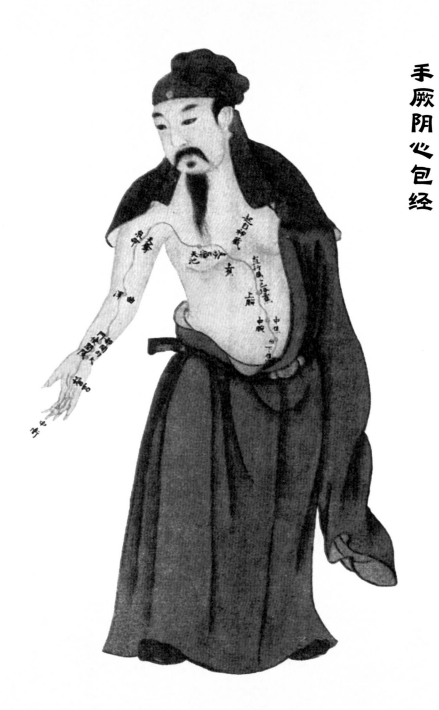

手厥阴心包经

手少阳三焦经

　　《灵枢·经脉》曰："三焦手少阳之脉，起于小指次指之端，上出两指之间，循手表腕，出臂外两骨之间，上贯肘，循臑外上肩，而交出足少阳之后，入缺盆，布膻中，散络心包，下膈，循属三焦；其支者，从膻中上出缺盆，上项，系耳后直上，出耳上角，从屈下颊至顺；其支者，从耳后入耳中，出走耳前，过客主人前，交颊，至目锐眦。是动则病耳聋浑浑焞焞，嗌肿喉痹。是主气所生病者，汗出，目锐眦痛，颊痛，耳后、肩、臑、肘、臂外皆痛，小指次指不用。"

　　三焦经主要治疗侧头、耳、目、咽喉、胸胁部疾病及热病，如头痛、耳聋、目赤肿痛、瘰疬、面肿等，以及经脉循行部位的其他病证，如耳后、肩臂、肘部、前臂外侧疼痛、小指、无名指功能障碍等。

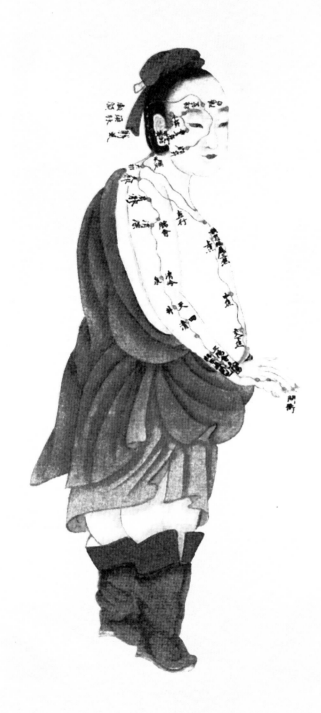

手少阳三焦经

足少阳胆经

《灵枢·经脉》曰："胆足少阳之脉，起于目锐眦，上抵头角，下耳后，循颈行手少阳之前，至肩上却交出手少阳之后，入缺盆；其支者，从耳后入耳中，出走耳前，至目锐眦后；其支者，别锐眦，下大迎，合于手少阳，抵于𬱟，下加颊车，下颈合缺盆以下胸中，贯膈络肝属胆，循胁里，出气街，绕毛际，横入髀厌中；其直者，从缺盆下腋，循胸过季胁，下合髀厌中，以下循髀阳，出膝外廉，下外辅骨之前，直下抵绝骨之端，下出外踝之前，循足跗上，入小趾次趾之间；其支者，别跗上，入大趾之间，循大趾歧骨内出其端，还贯爪甲，出三毛。是动则病口苦，善太息，心胁痛不能转侧，甚则面微有尘，体无膏泽，足外反热，是为阳厥。是主骨所生病者，头痛颔痛，目锐眦痛，缺盆中肿痛，腋下肿，马刀侠瘿，汗出振寒，疟，胸、胁、肋、髀、膝外至胫、绝骨、外踝前及诸节皆痛，小趾次趾不用。"

胆经主要治疗侧头、目、耳、咽喉部疾病及肝胆病，如偏正头痛、耳鸣、耳聋、齿痛、黄疸、呕吐、吞酸等，以及神志病、热病和经脉循行部位的其他病证，如胸胁、大腿、膝部外侧疼痛等。

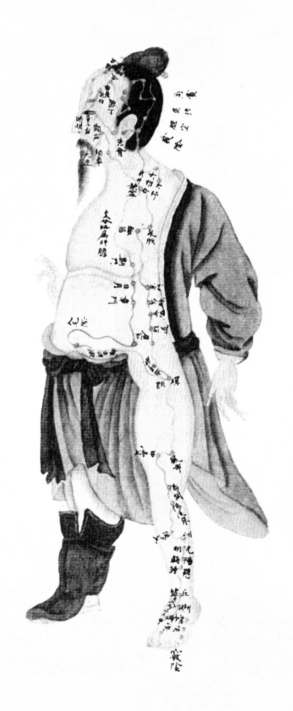

足少阳胆经

足厥阴肝经

　　《灵枢·经脉》曰："肝足厥阴之脉，起于大趾丛毛之际，上循足跗上廉，去内踝一寸，上踝八寸，交出太阴之后，上腘内廉，循股阴入毛中，过阴器，抵小腹，挟胃属肝络胆，上贯膈，布胁肋，循喉咙之后，上入颃颡，连目系，上出额，与督脉会于巅；其支者，从目系下颊里，环唇内；其支者，复从肝别贯膈，上注肺。是动则病腰痛不可以俯仰，丈夫癀疝，妇人少腹肿，甚则嗌干，面尘脱色。是主肝所生病者，胸满，呕逆，飧泄，狐疝，遗溺，闭癃。"

　　肝经主要治疗肝胆病、妇科病、前阴病，如黄疸、痞块、呕吐、月经不调、崩漏、阴挺、阴痒、疝气等，以及经脉循行部位的其他病证，如腰痛、下肢痹痛等。

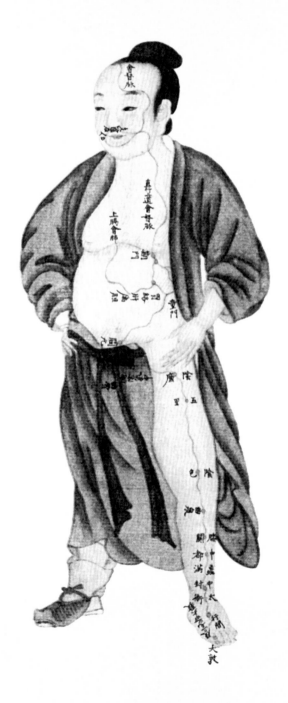

足厥阴肝经

督脉

《素问·骨空论》曰："督脉为病，脊强反折。督脉者，起于少腹以下骨中央，女子入系廷孔，其孔，溺孔之端也。其络循阴器合篡间，绕篡后，别绕臀，至少阴与巨阳中络者，合少阴上股内后廉，贯脊属肾，与太阳起于目内眦，上额交巅上，入络脑，还出别下项，循肩髆内，侠脊抵腰中，入循膂络肾；其男子循茎下至篡，与女子等；其少腹直上者，贯脐中央，上贯心入喉，上颐环唇，上系两目之下中央。"

《脉经·平奇经八脉病》曰："尺寸俱浮，直上直下，此为督脉。腰背强痛，不得俯仰，大人癫病，小儿风痫疾。"

督脉主要治疗腰脊强痛、头痛、神志病，以及眩晕、嗜睡、目无所见等髓海不足的病证。

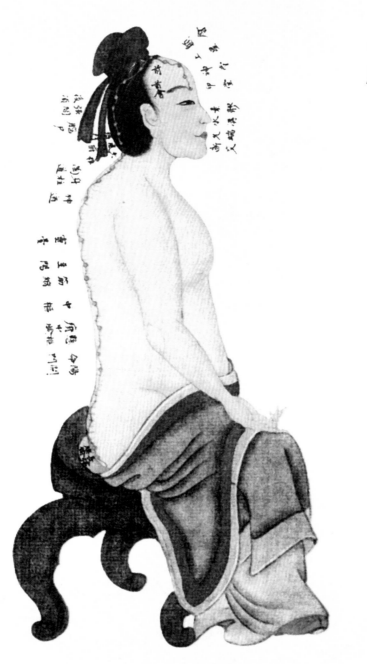

督脉

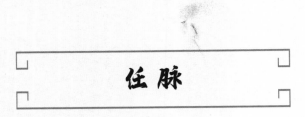

任脉

《素问·骨空论》曰："任脉者，起于中极之下，以上毛际，循腹里上关元，至咽喉，上颐循面入目……任脉为病，男子内结七疝，女子带下瘕聚。"

《脉经·平奇经八脉病》曰："脉来紧细实长至关者，任脉也。动苦少腹绕脐，下引横骨，阴中切痛。取脐下三寸。"

任脉主要治疗泌尿生殖系统疾病和下腹部的病证，如月经不调、带下、不孕症、阳痿、早泄、遗精、男子疝气、女子盆腔肿块等。

任脉

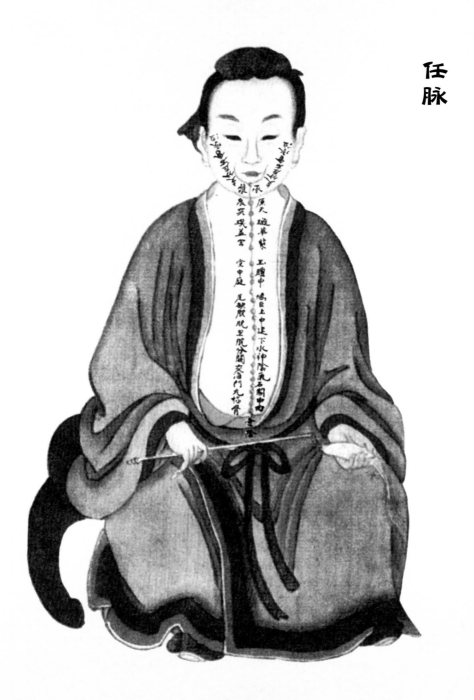

（三）经络在何氏通络开结术中的应用

经络的畅通与否对人体的健康至关重要。经络在何氏通络开结术中的应用主要体现在预防、诊断、治疗、康复、保健 5 个方面。

1. 预防

中医强调未病先防，何氏通络开结术有着较好的预防疾病的作用。由前文可知，人体的很多疾病，尤其是一些骨关节和软组织损伤疾病，都是由于经络阻塞造成的，经络阻塞是其发病的第一大原因。何氏通络开结术运用独特的手法与脚法疏通经络，打开堵塞经络的结节，帮助人体经络保持通畅，从而起到缓解疲劳、预防疾病的作用。

2. 诊断

在诊察疾病时，医生通过望诊、问诊、按诊等，可以发现经络循行部位或经气聚集的某些重要穴位处皮肤形态、色泽的变化，或检查以上部位是否有明显的结节、条索状物等阳性反应物或压痛点。这些变化和反应点有助于医生对疾病进行准确诊断。

3. 治疗

"经脉所过，主治所及"，中医讲究循经治疗，对于望诊、问诊、按诊时发现的经络上的条索、结节，可以运用何氏通络开结术中的手法进行开结，同时，针对患病经络则可以运用何氏通络开结术中的脚法进行通络。根据患病经络的不同，何氏通络开结术的通络脚法分为肺经通经活络法、大肠经通经活络法、胃经通经活络法、脾经通经活络法、心经通经活络法、小肠经通经活络法、膀胱经通经活络法、肾经通经活络法、心包经通经活络法、三焦经通经活络法、胆经通经活络法、肝经通经活络法、督脉通经活络法、任脉通经活络法等。

4. 康复

在疾病的康复过程中，经络同样发挥了巨大作用，除了骨关节和软组织损伤疾病外，对于一些内科病证，也可根据经络理论进行辨证，采用何氏通络开结术进行康复治疗。何氏通络开结术在康复治疗中有两方面作用，一是帮助患者在疾病痊愈后快速恢复身体功能，二是帮助患者增强体魄，提高免疫力，防止疾病复发。

5. 保健

经络运行气血，具有传导功能，对正常的经络运用何氏通络开结术中的通络脚法可以对人体起到保健作用。以十二经脉中的足阳明胃经为例，足阳明胃经是多气多血之经，胃主受纳、腐熟水谷，为"水谷之海"，且脾、胃相表里，二者共为"气血生化之源"、人体后天之本。对足阳明胃经行通络脚法可激发其经气，增强脾胃的运化能力，起到保健的作用，这对于中医"治未病"具有重要意义。

二、经　筋

　　除了经脉，十二经筋也是经络系统的重要组成部分，它有着区别于经脉的结构特点及病理表现。十二经筋是十二经脉之气结、聚、散、落于筋肉、关节的体系，其功能活动受十二经脉和气血的影响。经筋的功能为络缀形体，著藏经络，通行气血，沟通上下、内外，应天序，护脏腑，连属关节，主司运动。经脉穿行于经筋之间并濡养经筋，十二经筋连缀四肢百骸，二者在生理上相互为用，在病理上相互影响。长期以来，相较于经筋而言，中医学者更重视对经脉的研究，医家临床治疗疾病时也多从经脉论治，而对经筋的研究与临床应用则相对欠缺。不同于其他手法技术，何氏通络开结术非常重视对经筋的应用。

（一）十二经筋

　　十二经筋是十二经脉之气濡养筋肉骨节的体系。《黄帝内经》中首次出现了"经筋"一词，《灵枢·经筋》一篇对经筋进行了专门论述，认为它是经络系统中附属于经脉的筋肉、关节体系，有"筋与脉并为系"之说。明代张介宾《景岳全书》云："十二经脉之外而复有经筋者，何也？盖经脉营行表里，故出入脏腑，以次相传；经筋联缀百骸，故维络周身，各有定位。虽经筋所盛之处，则唯四肢溪谷之间为最，以筋会于节也。筋属木，其华在爪，故十二经筋皆起于四肢指爪之间，而后盛于辅骨，结于肘腕，系于关节，联于肌肉，上于颈项，终于头面，此人身经筋之大略也。"该内容说明经筋的循行分布有其自身的规律，均起始于四肢末端，结聚于骨骼关节，走向头面、躯干，行于体表，不入内脏，通常以束样、条带状、面状的分布形式与经脉伴行。《素问·痿论》云："宗筋主束骨而利机关也。"该句指出经筋的功能是约束骨骼，屈伸关节，维持人体正常运动功能。因此，经筋与人体的运动功能有密切关系，对于肌肉等软组织损伤或骨关节疾病等，均可以从经筋入手进行治疗，这也是何氏通络开结术中开结手法的理论依据。

现代有学者通过研究认为，经筋是人体庞大的软组织结构平衡体，经筋内有经络、神经、血管、淋巴等系统，是由多系活性的、协控的微循环系统所组合成的大系统，它与骨骼系统、脏腑器官等共同形成人体有机活性态整体巨系统结构。因此，如果经筋的功能正常，人体就能维持正常的运动功能，反之，人体就会失去正常的运动功能。何氏通络开结术正是通过开结手法等使经筋的功能得到正常发挥，起到预防与治疗疾病的作用。

（二）经筋疾病

"筋"一词最早见于《易经》。《易·系辞》云："筋乃人身之经络，骨节之外，肌肉之内，四肢百骸，无处非筋，无处非络，联络周身，通行血脉而为精神之外辅。"可见最初的"筋"是指广泛分布于身体各部分的经络，而现在中医所说的"筋"，包括肌肉、肌腱、筋膜、腱鞘、韧带、关节囊、椎间盘等软组织。我们经常提到的"筋伤"或"伤筋"就是指软组织损伤。

《素问·长刺节论》云："病在筋，筋挛节痛，不可以行，名曰筋痹。"筋痹属于痹证范畴，多因感受风、寒、湿等邪气，导致经络气血运行受阻而发，正如《素问·痹论》云："风寒湿三气杂至，合而为痹也。"筋痹主要表现为肢体关节疼痛、酸楚、麻木、重着及活动障碍等。同时，十二经筋约束骨骼，主司运动，日常生活中的意外伤害、慢性劳损等也会导致经筋损伤，形成经筋疾病，即"风寒湿气，客于外分肉之间，迫切而为沫，沫得寒则聚，聚则排分肉而分裂也，分裂则痛"。此外，饮食失宜、劳累过度、七情内伤等亦会导致筋痹。《素问·五脏生成》云："诸筋者，皆属于节。"经筋与关节的生理功能密切相关，故经筋发生疾病时表现为筋脉拘挛、屈伸不能、肢节疼痛，临床中常见的颈椎病、肩周炎、腰肌劳损、骨关节炎等疾病都属于筋痹。此类疾病经何氏通络开结术的开结手法、通络脚法治疗后，通常能快速康复，并且治疗过程无创伤，安全性高。

《灵枢·经筋》曰："经筋之病，寒则反折筋急，热则筋弛纵不收，阴痿不用。阳急则反折，阴急则俯不伸。"《素问·生气通天论》亦云："湿热不攘，大筋緛短，小筋弛长，緛短为拘，弛长为痿。"

经筋与经脉不同，经脉是可运行气血的中空管道，需要"通"以维持正常功能，而经筋疾病的治疗重点在于"松"，即松解痉挛的肌肉、肌腱等软组织，何氏通络开结术的开结手法正是起到"松"的作用。

另外，隋代巢元方在《诸病源候论》中云："伤绝经筋，荣卫不循行。"这说明经筋损伤还会导致营卫运行失常，例如，肌肉软组织在受到不良刺激后会发出疼痛信号，引发保护性的肌肉痉挛、扭转、牵拉或位移等，反复的不良刺激则会形成结节、条索等改变。

中医古籍中所记载的筋痹种类众多，有筋聚、筋粗、筋急、筋缩、筋挛、筋短、筋强、筋柔、筋正、筋走、筋粗、筋翻、筋寒、筋热等。临床中也常根据筋痹发生的部位对疾病进行分类，如颈痹、肩痹、肘痹、腕痹、腰痹、腿痹、脊痹等。这些疾病都可用何氏通络开结术的手法进行开结，缓解肌肉痉挛，阻止病情进一步发展，使肢体功能逐渐恢复正常。

足太阳经筋

起于足小趾，向上结于外踝，斜上结于膝部，在下者沿外踝结于足跟，向上沿跟腱结于腘部，其分支结于腓肠肌（腨）部，上向膝腘内则，与前左腘窝部的一支合并上行结于臀部，向上挟脊到达项部；分支入结于舌根；直行者结于枕骨，上行至头顶，从额部下结于鼻；分支形成"目上网"（上睑），向下结于鼻旁，背部的分支从腋后外侧结于肩髃部；一支进入腋下，向上出缺盆出，上方结于耳行乳突（完骨）。又有分支从缺盆出，斜上结于鼻旁。

《灵枢·经筋》曰："其病小趾支，跟肿痛，腘挛，脊反折，项筋急，肩不举，腋支，缺盆中纽痛，不可左右摇。"

病证：可出现足小趾僵滞不适和足跟部掣引酸痛，腘窝部挛急，脊背反张，项筋拘急，肩不能抬，腋部僵滞不适，缺盆中牵掣样疼痛、不能左右活动。

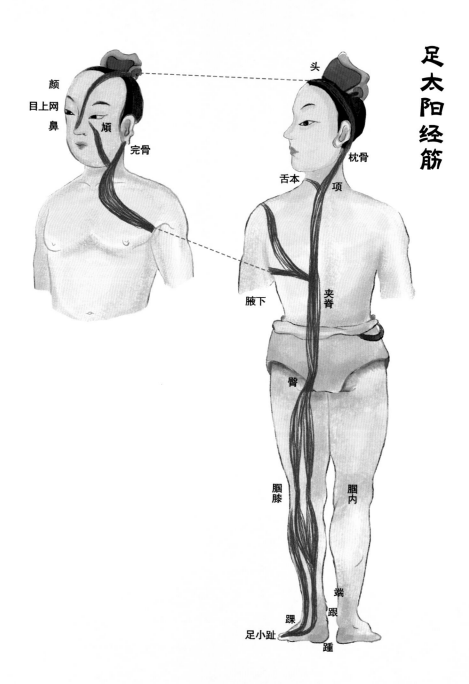

颜
目上网
鼻
頄
完骨

头
枕骨
舌本
项
腋下
夹脊
臀
腘膝
胭内
端
跟
踝
足小趾
踵

足太阳经筋

足少阳经筋

起于足第四趾，向上结于外踝，上行沿胫外侧缘，结于膝外侧；其分支另起于腓骨部，上走大腿外侧，前边结于伏兔，后边结于骶部；直行者，经季胁，上走腋前缘，系于胸侧和乳部，结于缺盆；直行者，上出腋部，通过缺盆，行于太阳经筋的前方，沿耳后，上额角，交会于头顶，向下走向下颌，上结于鼻旁；分支结于目外眦，成外维。

《灵枢·经筋》曰："其病小趾次趾支转筋，引膝外转筋，膝不可屈伸，腘筋急，前引髀，后引尻，即上乘眇季胁痛，上引缺盆、膺乳、颈，维筋急。从左之右，右目不开，上过右角，并跷脉而行，左络于右，故伤左角，右足不用，命曰维筋相交。"

病证：可出现足第四趾强僵不适、掣引转筋，并牵连膝部外侧转筋，膝部不能随意屈伸；腘部经筋拘急，前面牵连髀部，后面牵引尻部，向上牵及胁下空软处及胁部作痛，向上牵引缺盆、胸侧疼痛；颈部经筋拘急，一侧经筋拘急，则对侧发病。

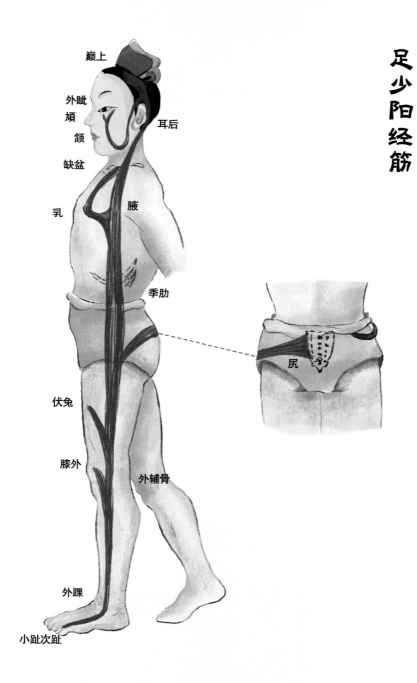

巅上

外眦
頄
颔
缺盆

乳
腋

季肋

尻

伏兔

膝外
外辅骨

外踝

小趾次趾

足少阳经筋

足阳明经筋

起于第二、第三、第四趾，结于足背；斜向外上盖于腓骨，上结于膝外侧，直上结于髀枢（大转子部），向上沿胁肋，连属脊椎；直行者，上沿胫骨，结于膝部；分支结于腓骨部，并合足少阳经筋；直行者，沿伏兔向上，结于股骨前，聚集于阴部，向上分布于腹部，结于缺盆，上颈部，挟口旁，会合于鼻旁，下方结于鼻部，上方合于足太阳经筋，太阳为"目上网"（上睑），阳明为"目下网"（下睑）；其分支从面颊结于耳前。

《灵枢·经筋》曰："其病足中趾支，胫转筋，脚跳坚，伏兔转筋，髀前踵，癀疝，腹筋急，引缺盆及颊，卒口僻，急者目不合，热则筋纵，目不开。颊筋有寒，则急引颊移口；有热，则筋弛纵缓不胜收，故僻。"

病证：可出现足中趾僵滞，胫部肌痉挛，足部僵硬不舒，股前拘紧疼痛，大腿部肿，疝气，腹部筋肉拘紧，向上牵制到缺盆和颊部，突然发生口角歪斜；如有寒邪则掣引眼睑不能闭合，如有热邪则筋松弛使眼睑不能睁开。颊筋有寒，则筋脉紧急，牵引颊部致口角移动；有热，则筋肉松弛收缩无力，故口歪。

足阳明经筋

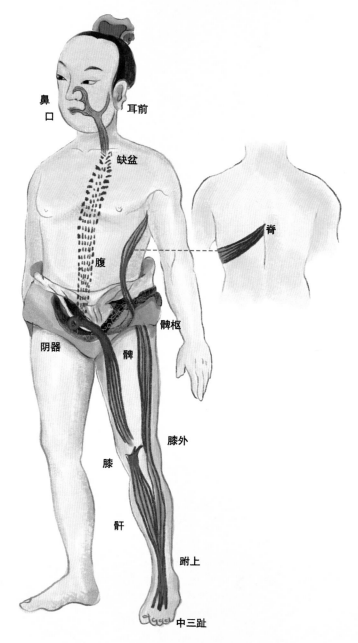

鼻
口
耳前
缺盆
脊
腹
髀枢
阴器
髀
膝外
膝
骭
跗上
中三趾

足太阴经筋

　　起于大足趾内侧端，向上结于内踝；直行者，络于胫骨内踝部，向上沿大腿内侧，结于股骨前，聚集于阴部，上腹部，结于脐，沿腹内，结于肋骨，散布于胸中；其在里者，附着于脊椎。

　　《灵枢·经筋》曰："其病足大趾支，内踝痛，转筋痛，膝内辅骨痛，阴股引髀而痛，阴器纽痛，上引脐两胁痛，引膺中脊内痛。"

　　病证：可出现足大趾僵滞不适，内踝部疼痛、转筋，膝内侧骨痛，股内侧牵引髀部作痛，阴部扭转疼痛并向上引脐及两胁作痛，牵引胸中和脊内疼痛。

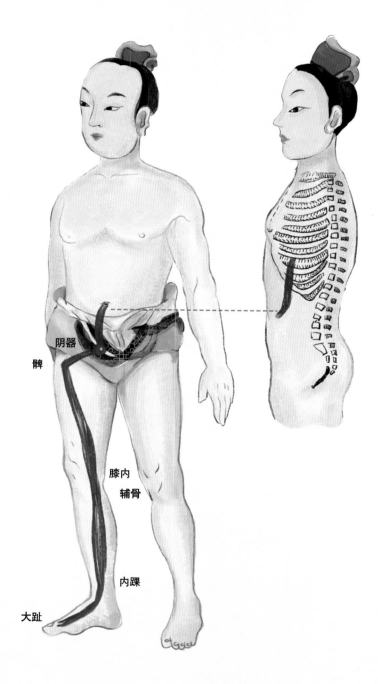

足太阴经筋

阴器

髀

膝内

辅骨

内踝

大趾

足少阴经筋

起于足小趾下方，同足太阴经筋并斜行内踝下方，结于足跟，与足太阳经筋会合，向上结于胫骨内踝下，同足太阴经筋一起向上，沿大腿内侧，结于阴部，沿脊里，挟脊，向上至项，结于枕骨，与足太阳经筋会合。

《灵枢·经筋》曰："其病足下转筋，及所过而结者皆痛及转筋。病在此者，主痫瘛及痉，在外者不能俯，在内者不能仰。故阳病者，腰反折不能俯，阴病者，不能仰。"

病证：可出现足底转筋，循行所过之处疼痛、转筋，以及痫证、抽搐、项背反张；病在背侧则不能前俯，病在胸腹侧则不能后仰。

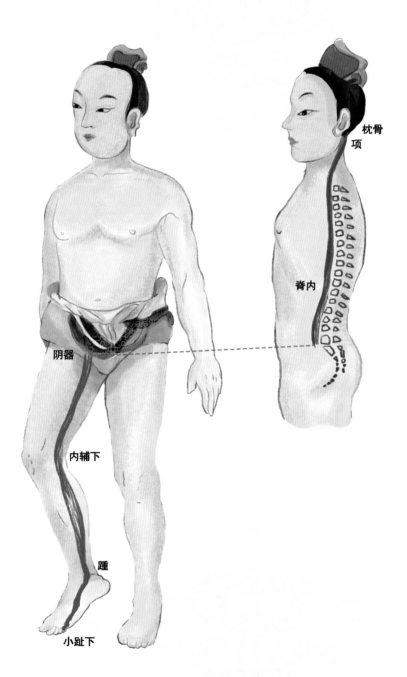

足少阴经筋

枕骨

项

脊内

阴器

内辅下

踵

小趾下

足厥阴经筋

起于足大趾上方，向上结于内踝之前，沿胫骨向上，结于内侧辅骨之下，向上沿大腿内侧，结于阴部，联络各经筋。

《灵枢·经筋》曰："其病足大趾支，内踝之前痛，内辅痛，阴股痛转筋，阴器不用，伤于内则不起，伤于寒则阴缩入，伤于热则纵挺不收。"

病证：可出现足大趾僵滞不适，内踝前部痛，膝内侧痛，大腿内侧痛、转筋，阴器功能丧失；若伤精则阳痿不举，伤于寒邪则阴器缩入，伤于热邪则阴器挺长不收。

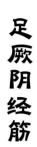

足厥阴经筋

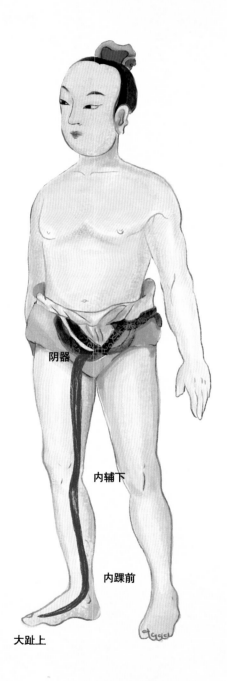

阴器

内辅下

内踝前

大趾上

手太阳经筋

起于手小指上方，结于腕背，向上沿前臂内侧缘，结于肱骨内上髁的后面，进入并结于腋下；其分支向后走腋后侧缘，向上绕肩胛，沿颈旁出走足太阳经筋的前方，结于耳后乳突；分支进入耳中；直行者，出耳上，向下结于下颌，上方连属目外眦。

《灵枢·经筋》曰："其病小指支，肘内锐骨后廉痛，循臂阴入腋下，腋下痛，腋后廉痛，绕肩胛引颈而痛，应耳中鸣痛引颔，目瞑良久乃得视，颈筋急，则为筋瘘颈肿，寒热在颈者。"

病证：可出现小指僵滞不适，肘内锐骨后缘疼痛；前臂内侧、腋下及腋下后侧等处酸痛，可牵引颈部作痛，并出现耳鸣；视物不清，眼睛闭合一段时间再睁开才能看清景物；颈筋拘急，可发生筋瘘、颈肿等。

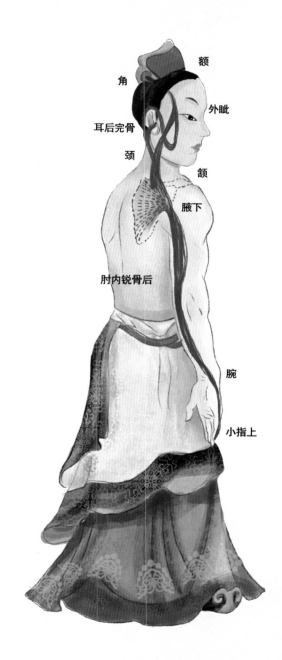

手太阳经筋

手少阳经筋

起于手无名指末端，结于腕背，向上沿前臂结于肘部，上绕上臂外侧缘上肩，走向颈部，合于手太阳经筋；其分支当下颌角处进入，联系舌根；另一支经颊车穴，沿耳前，连属目外眦，向上经额部，结于额角。

《灵枢·经筋》曰："其病当所过者，即支转筋，舌卷。"

病证：循经所过之处可出现僵滞不适、转筋掣引，舌卷缩。

手少阳经筋

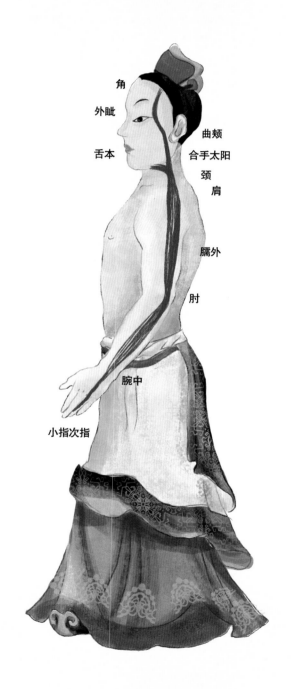

角
外眦
舌本
曲颊
合手太阳
颈
肩
臑外
肘
腕中
小指次指

手阳明经筋

　　起于食指末端，结于腕背，向上沿前臂结于肘外侧，经上臂外侧，结于肩峰（肩髃穴）；其分支，绕肩胛，挟脊旁；直行者，从肩髃部上颈；分支上面颊，结于鼻旁；一分支直行，向上出于手太阳经筋的前方，上左额角，络头部，再下行至右颔。

　　《灵枢·经筋》曰："其病当所过者，支痛及转筋，肩不举，颈不可左右视。"

　　病证：循行所过之处可出现牵扯不适、酸痛及痉挛，以及肩关节不能高举、颈不能向两侧转动。

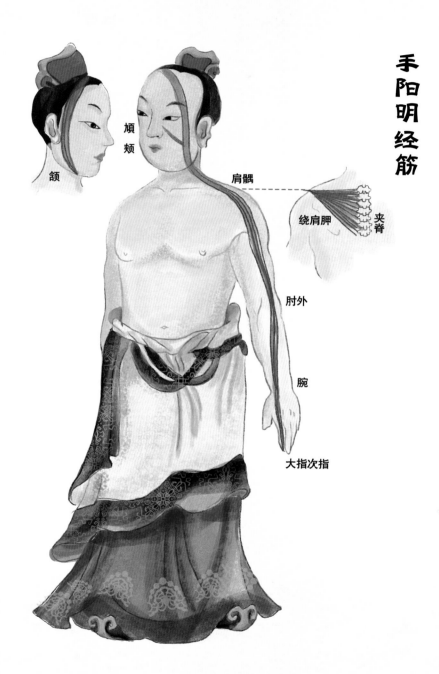

颔　顑颊　肩髃　绕肩胛　夹脊　肘外　腕　大指次指

手阳明经筋

手太阴经筋

起于手大拇指末端，沿指上行，结于鱼际后，行于寸口动脉外侧，上沿前臂，结于肘中，再向上沿上臂内侧，进入腋下，出缺盆，结于肩髃前方，上结于缺盆，下结于胸里，分散通过膈部，会合于膈下，到达季胁。

《灵枢·经筋》曰："其病当所过者，支转筋痛，甚成息贲，胁急吐血。"

病证：循行所过之处可出现僵滞、痉挛和酸痛，若发展为息贲病，可见胁肋拘急、上逆吐血。

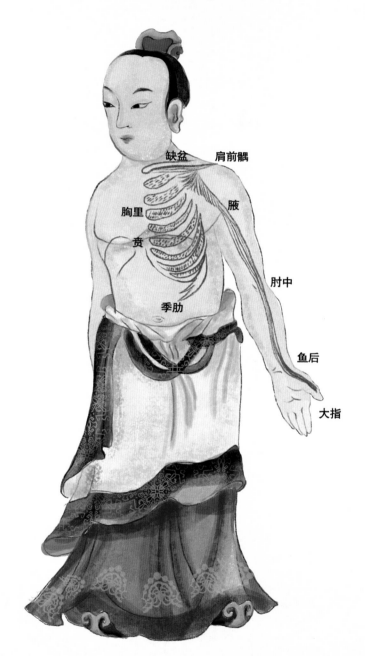

手太阴经筋

缺盆　肩前髃

腋

胸里

贲

肘中

季肋

鱼后

大指

手厥阴经筋

起于手中指，向上与手太阴经筋并行，结于肘内侧，经上臂内侧，结于腋下，向下散布于胁肋的前后；其分支进入腋内，散布于胸中，结于膈。

《灵枢·经筋》曰："其病当所过者，支转筋，前及胸痛息贲。"

病证：循行所过之处可出现僵滞不适、转筋，以及胸痛或形成息贲病，呼吸急迫，上逆喘息。

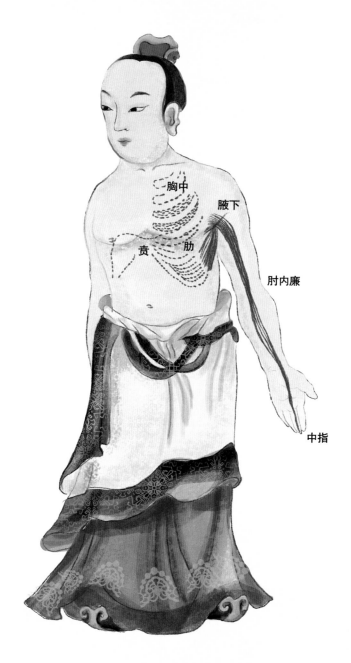

手厥阴经筋

胸中

腋下

贲　肋

肘内廉

中指

手少阴经筋

起于手小指内侧，上行结于腕后锐骨，即豌豆骨，向上结于肘内侧，再向上进入腋内，与手太阴经筋相交，行于乳内，结于胸中，沿贲向下，系于脐部。

《灵枢·经筋》曰："其病内急，心承伏梁，下为肘网。其病当所过者，支转筋、筋痛。"

病证：可出现胸内拘急，心下积块，以及循行部位僵滞不适、转筋和疼痛。

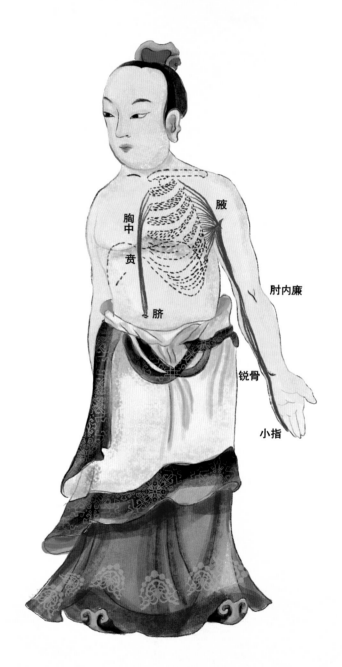

手少阴经筋

腋

胸中

贲

脐

肘内廉

锐骨

小指

（三）筋结与结筋病灶点

很多人经常会认为筋结即结筋病灶点，其实不然。"筋结"一词最早见于《类经》，《类经·诸热病死生刺法》云："皆肝经之病，故当取之筋结之间。"筋结通常位于筋与筋、筋与骨及骨与骨之间的连接处。筋结因反复劳损而形成的粘连、结节、条索状物则被称为"结筋病灶点"。临床中何氏通络开结术治疗的就是人体上的结筋病灶点。何氏通络脚法与开结手法相互配合，打开粘连的筋结，恢复其正常的位置和功能，使身体恢复健康。

结筋病灶点的产生一般有内、外两种因素。经筋在循行过程中有"结""聚"的特性，即在关节及肌肉丰厚之处聚合、联结，这一特点使十二经脉之气不断散布于经筋所过之处的肌肉、肌腱、关节、韧带、骨骼等。然而，当筋结因长期、反复劳损形成条索、结节及粘连，甚至出现钙化的骨性赘生物时，这些异常物质会影响局部血流的运行，在正常筋结处产生伴有疼痛、局部功能障碍等病理变化的结筋病灶点。这是结筋病灶点产生的内因。

《灵枢·刺节真邪》记载："一经上实下虚而不通者，此必有横络盛加于大经。"横络可指络脉之小者，但我们这里要讨论的横络是指已机械化的纤维组织。十二经筋受到创伤，复加风、寒、湿邪的侵袭，出现筋痹，造成横络发生，经筋上出现病理性的局部条索、聚筋等组织，横络卡压经脉，导致气血运行不畅，经筋失于濡养，导致结筋病灶点产生。这是结筋病灶点产生的外因。

了解结筋病灶点产生的原因可以使医生在临床治疗中有的放矢。临床上使用何氏通络开结术时尤其要注意患者的病史。对于那些明显因姿势不当、长期劳损而导致经阻筋痛的患者，通常单纯使用开结手法或通络脚法即可；对于那些有明显外伤，或受寒、涉水后导致经筋痹痛的患者，在使用何氏通络开结术的同时，还可以配合何氏特制的中草药油等外用药物或仪器，以增强祛风散寒、活血化瘀之力。

（四）经筋在何氏通络开结术中的应用

十二经筋在何氏通络开结术中的应用主要体现在诊断和治疗两个方面。

1. 诊断

经筋病变主要表现为疼痛和不同程度的功能障碍。循经筋分布的结筋病灶点是经筋最基本的病理单位，可以作为诊断、辨证的依据。结筋病灶点一般位于皮下，因部位、病情轻重不同而有不同的形态、硬度。轻者的体表皮色基本无变化。《医宗金鉴·正骨心法旨要》曰："以手扪之，自悉其情。"故在临床诊断中，除了望诊、问诊外，还可以通过触诊，即"切而循之""推而按之""按而弹之""抓而下之"

来查找病灶点。在查找时，一般可以从患者局部疼痛的部位查起，循筋探查。还可以根据患者的症状辨证其属于哪一经筋的病变，然后在对应经筋上循筋查找。

2. 治疗

对于由筋痹造成的结筋病灶点，何氏通络开结术通常采用手法进行开结，其原则主要有"治病必求于本"和"以痛为腧"。

（1）治病必求于本。

《灵枢·终始》云："在筋守筋。"《素问·调经论》云："病在筋，调之筋。"前文提到，经筋损伤会使横络卡压经脉，导致经脉不通，气血运行阻滞，不通则痛，产生结筋病灶点，通过手法松解结筋病灶点，解除横络卡压，经脉自然就恢复通畅了，正如《灵枢·刺节真邪》所云："一经上实下虚而不通者，此必有横络盛加于大经，令之不通，视而泻之，此所谓解结也。""坚紧者，破散之，气下乃止。"如果将人体的经脉比喻成道路，那么结筋病灶点就是阻挡道路通行的障碍物，只有将障碍物移除，道路才会通畅。但在临床操作中需要注意，要先在结筋病灶点周围进行局部疏通，然后再用手法进行开结，这样才能使打开的结筋病灶点有路可出。

（2）以痛为腧。

杨上善云："以筋为阴阳气之所资，中无有空，不得通于阴阳之气上下往来，然邪入膝袭筋为病，不能移腧，遂以病居痛处为腧。"

临床中许多患者都是以疼痛为主诉而就诊的，在其疼痛部位的周围通常可以触摸到结节、条索状物，用何氏开结手法直接作用在这些部位，可以解除经筋痉挛，加快局部组织血液循环，缓解肌肉紧张，松解软组织粘连，复位"筋出槽"，促进经筋功能恢复。这种围绕疼痛部位进行的诊察、治疗的方法叫作"以痛为腧"，它是运用何氏通络开结术治疗筋痹的基本原则，也是医生在诊断经筋病时的重要依据。

第三章
治疗依据与治疗原则

一、何氏通络开结术的治疗依据

（一）重视有形之血，更重视无形之气

气血是构成人体和维持人体生命活动的基本物质，与经络密切相关。前文也提到过，经络是运行气血的通道。《素问·举痛论》云："经脉流行不止，环周不休，寒气入经而稽迟，泣而不行，客于脉外则血少，客于脉中则气不通，故卒然而痛。"该篇又云："寒气客于背俞之脉则脉泣，脉泣则血虚，血虚则痛。"当人体感受寒邪时，气血的运行会受到阻碍，导致经络堵塞，气血不充，产生疼痛。反之，如果气血运行通畅，气血充足，则通则不痛、荣则不痛。由此可见，保证气血的通畅、充足对临床治疗疼痛类疾病，尤其是经络不通导致的疼痛类疾病至关重要。

1. 气与血的关系

气血是人体生命活动的物质基础，必须通过经络才能输布周身，以温养濡润各脏腑、组织和器官，维持机体的正常生理功能。气和血都由人体之精所化，"阳化气，阴成形"。《景岳全书·血证》云："阳主气，故气全则神旺；阴主血，故血盛则形强。"气属阳，血属阴，气与血互根互用，不可分割，历代文献中总是将二者相提并论，如《灵枢·决气》曰："人有精、气、津、液、血、脉，余意以为一气耳。"这形象地说明了气在人体内无所不至，如果气不至，则精、津、液、血均不能化生。对于气与血的关系，前贤亦多有论述，如南宋杨士瀛在《仁斋直指附遗方论》中说："盖气为血帅也，气行则血行，气止则血止，气温则血滑，气寒则血凝，气有一息之不运，则血亦有一息之不行。"其中"气为血帅"4个字，显示了气血关系中气的主导作用。中医理论认为"气为血之帅，血为气之母"，气是血液生成和运行的动力，血是气的化生基础和载体。

（1）气为血之帅。

气对血有统率作用，气能生血、行血、摄血。首先，气是血液生成的动力。气充盛，则化生血液的功能正常；气不足，则化生血液的能力减弱，易导致血虚。其次，血液的运行离不开气的推动。气充盛，气机调畅，才能推动血液在脉管中运行；气虚或气机郁滞，则气不能推动血液运行，从而形成血瘀，阻塞经络，不通则痛。

最后，气能摄血，血液之所以能够在脉管中正常运行，是因为气有固摄作用。气充盛，才能保证血液在脉管中运行而不溢出脉外；气不足，则气不摄血，血溢脉外，引发出血证候，血液也就无法发挥其濡养经络的作用，导致经络病变，发生疼痛。

《庄子·知北游》说："人之生，气之聚也。聚则为生，散则为死……故曰，通天下一气耳。"《管子·心术》曰："气者，身之充也"。《周易》的太极图中蕴含着"气一元论"的原理。太极图中的圆圈表示宇宙造化之始，混沌元气胎始于一。"一"指元气，乃天地万物化生的共同本源，元气运动则生化，元气统一于太极。后来黄老之学在老子道学的基础上创立了"气一元论"学说。中医学充分吸收了《周易》及黄老之学的气一元论，并将其与生命健康密切结合，形成了具有自身特色的中医气血学说，该学说贯穿中医学的生理、病理理论和临床治疗等各方面。中医气血学说认为："气是人体生命活动的根本。"《灵枢·刺节真邪》云："宗气留于海，其下者注于气街，其上者走于息道。"这不仅说明气对人体血行、呼吸、言语具有重大作用，而且说明气的活动会产生各种变化，即气化。人的生理活动、病理变化都是气化的过程。《易·系辞》曰："乾知大始，坤化成物。"这说明有了正常的气化，人体生命活动才能维持。以上这些都充分说明，气作为生命活动的主要体现，在人体生理、病理方面，甚至整个生命活动中都起着主导作用。

清代唐容川指出："夫载气者，血也；而运血者，气也。人之生也，全赖乎气，血脱而气不脱，虽危犹生。一线之气不绝，则血可徐生，复还其故，血未伤而气先脱，虽安必死。"这段话说明在气血关系中，气具有主导作用。近现代中医学家对气血关系的认识更加明确。印会河在《中医基础理论》中将气和血的关系概括为四方面，即气能生血、气能行血、气能摄血和血为气之母（指血是气的载体，并给气以充分的营养）。孟庆云总结了前贤的观点，将气血关系归纳为"气和血并重，更把气作为血的统帅，这是中医生理上的一种认识方法"，如果气受到情志、环境的刺激，无论是情志方面的喜、怒、哀、乐，还是气候方面的冷、热，或是工作方面的劳、逸，都会影响到血。

（2）血为气之母。

首先，血能载气。中医认为血液是由营气和津液组成的，气依附于血中，通过血在脉管中的运行作用于全身。如果人体某处出现血瘀，则会导致气的运行受阻。其次，血能养气。气的充盛及气功能的发挥都离不开血的濡养，血为气的生成和功能活动提供养分，血充则气旺。如果人体出现血虚等情况，则会导致气的生成不足，进而导致气虚。

2. 气血关系的应用

对于内科疾病来说，血分病当用血分药治疗，但临床上医生经常会重用理气药，这是因为气行则血行，气滞则血滞，要使血液循环正常，须先使气机舒畅，要使瘀血排除，须先使气行。可见，何氏通络开结术提出治疗时"重视有形之血，更重视无形之气"有着深厚的理论基础。中医经典中关于"从气论治"的论述很多。例如，南宋杨士瀛在《仁斋直指方论·诸气论》中说："人以气为主，一息不运则机缄穷，一毫不续则穿壤判。阴阳之所以升降者，气也；血脉之所以流行者，亦气也。荣卫之所以运转者，气也；五脏六腑之所以相养相生者，亦此气也。盛则盈，衰则虚，顺则平，逆则病。"明代方隅在《医林绳墨》中说："血者，依附气之所行也。气行则血行，气止则血止，周于身而循环无端者，气也，呼吸间往来相统相承者，血也。气与血附之而不移，阴与阳合之而既济，否则气离其血，则气出而不返，有为脉脱之症，然去死之机而不远矣。血离其气，则血瘀积而不流。"以上内容很好地阐明了血由气所依，气由血所附，故治血必先治气。另，古人亦云："郁病虽多，皆因气不周流，法当顺气为先。"这句话也强调了治气的重要性。

对于妇科病，历代医家也十分重视治气。方约之说："妇人以血为海。妇人从于人，凡事不得专行。每多忧思忿怒，郁气居多。书云，气行则血行，气止则血止。忧思过度则气结，气结则血亦结。又云，气顺则血顺，气逆则血逆。忿怒过度则气逆，气逆则血亦逆。"故治疗带下病常需从气论治。傅山说："妇人有经水忽来忽断，时痛时止，寒热往来者，人以为血之凝也，谁知是肝气不舒乎？"故治疗月经病时亦需从气论治。

气与血相辅相成，二者与经络亦有密切的关系。《灵枢·本脏》曰："经脉者，所以行血气而营阴阳，濡筋骨，利关节也。"《灵枢·海论》云："夫十二经脉者，内属于脏腑，外络于肢节。"经络是沟通脏腑与体表、九窍的通道，只有气血充足且运行正常，经络才能通畅，脏腑、骨肉等才能发挥正常的生理功能。

何氏通络开结术的理论基础就是经络学说，因此，何氏通络开结术根据气与血的关系及气血与经络、经筋、骨肉的关系，强调"重视有形之血，更重视无形之气"，并以此作为其临床治疗疾病的依据。

3. 气血对骨肉的濡养

气血对骨肉具有濡养作用。《素问·痿论》云："阳明者，五脏六腑之海，主润宗筋。"阳明经是多气多血之经，相对条件下气多于血。因此，阳明经气血充足，筋骨肌肉得以濡养，运动功能才能正常发挥；反之，筋骨肌肉失去濡养，则会发生痿证。中医"治痿独取阳明"亦由此而来。《难经·二十二难》云："气主煦之，血主濡之。"该句指出气有温煦的作用，血有濡养的作用。

何氏通络开结术在治疗中非常重视对气的调理，其手法与脚法的首要作用在于使气通畅条达。因此，无论对于亚健康状态还是对于急性疼痛类疾病或慢性病，无论疾病在初期还是在中期，何氏通络开结术都能产生显著疗效。

（二）治骨先治肌（肉）

在临床上我们发现，对于骨病，见骨治骨常无法收到良好效果。这是因为肌（肉）与骨是一个动态平衡的整体，从中医角度而言，医生需要考虑患病部位局部的气血运行、经络、经筋是否通畅、正常；从现代医学角度而言，医生需要考虑受损骨骼周围的肌筋膜有无炎性病变及水肿，与该骨有关的各力平衡与否，周围组织是否有感染等。重视并解决好这些问题，骨病的治疗才能收到满意的效果。因此，何氏提出"治骨先治肌（肉）"的理论。

骨和肌（肉）在结构上紧密相连，在功能上相互协调、相互为用，在病理上相互影响，骨的一切变化都和肌（肉）紧密相连，因此，肌（肉）若恢复了正常生理功能，骨的问题也就迎刃而解了。何氏认为"治骨先治肌（肉）"，肉即肌也，正肉即正肌。

1. 骨与肌（肉）的概念

关于骨与肌（肉）的概念早在《黄帝内经》中就有论述。《灵枢·经脉》云："骨为干，脉为营，筋为刚，肉为墙。""骨"即骨骼，"骨为干"是说骨性坚强，能支持形体，即全身的骨骼构成人身的支架；"肉"即肌肉，系司全身运动之组织，肌（肉）如同墙垣一般，能保护内脏组织。骨与肌（肉）共司全身之运动。

何氏在临床实践中，逐渐认识到肌（肉）在骨折、关节脱位中的重要作用，并由此认识到治疗肌（肉）等软组织损伤对于骨伤科疾病的治疗具有重要作用。

基于上述经验，何氏将自己的理论特色之一归纳为"治骨先治肌（肉）"，这里的骨和肌（肉）已不仅仅指前文所谈到的概念，而是有所拓展，与我们平常所说的"骨肉相连""情同骨肉"等的意义相近，是广义的骨与肌（肉），其概念包含以下几个方面。

（1）骨。

①骨空。两骨间的空隙称为骨空。在古人的论述中，骨髓腔、关节腔也属于骨空。如《素问·骨空论》曰："臂骨空在臂阳，去踝四寸，两骨空之间。""骨行骨空，在辅骨之上端。"《灵枢·五癃津液别》曰："五谷之津液，和合而为膏者，内渗入于骨空。"故骨空包括在我们所说的广义的骨的范围之内。

②骨解。骨与骨之间的关节缝隙为骨解，大的缝隙为腔，小的缝隙为缝，骨解亦称骨缝。《灵枢·九针论》曰："八风伤人，内舍于骨解腰脊节腠理之间，为深痹也。"骨解也包括在我们所说的广义的骨的范围之内。

（2）肌（肉）。

①筋。筋即肌肉的肌腱部分，附于骨节者为筋，包于肌腱外者为筋膜。《灵枢·经脉》云："筋为刚。"《素问·痿论》云："肝主身之筋膜。"这里所说的"筋"与"筋膜"包括在我们所说的广

义的肌（肉）里。

②经脉、络脉、经别、经筋。经脉是人体气血运行的主要通道，是经络系统中直行的主要干线。《灵枢·海论》曰："经脉者，内属于腑脏，外络于肢节。"由经脉分出的网络全身各个部位的分支为络脉。《灵枢·经脉》云："经脉十二者，伏行分肉之间，深而不见；其常见者，足太阴过于外踝之上，无所隐故也。诸脉之浮而常见者，皆络脉也。"经别是经脉另行别出而循行在身体较深部的分支，它在十二经脉的阴阳经之间离合出入，作为经络中途联系的通路。经筋是十二经脉之气濡养筋肉骨节的体系，是十二经脉的外周连属部分。经脉、络脉、经别、经筋也包括在我们所说的广义的肌（肉）内。

③气。气是形成宇宙万物的最根本的物质，是人体一切组织活动的营养所系，又是人体一切组织器官的功能活力。《难经·八难》云："气者，人之根本也，根绝则茎叶枯矣。"我们所说的广义的肌（肉）也包含了部分气的内容。

④血。血是由饮食精微化生而成，循行于脉管中的液体。《灵枢·决气》云："中焦受气取汁，变化而赤，是谓血。"血也包括在我们所说的广义的肌（肉）中。

2. 骨与肌（肉）的关系

《素问·五脏生成论》云："诸筋者，皆属于节。"《圣济总录》云："诸筋从骨，骨三百六十有五，联续缠固，手所以能摄，足所以能步,凡厥运动,罔不顺从。"《素问·脉要精微论》曰:"骨者,髓之腑,不能久立,行则振掉,骨将惫矣。"以上内容说明骨与肌(肉)均与运动功能密切相关,骨强筋健、筋柔骨正,人体才能健康。同时,肌(肉)附着于骨,加强了关节的稳定性。因此,无论是在功能上还是在结构上,骨与肌(肉)都是密不可分的。二者在生理上相互为用,在病理上相互影响。筋的痉挛会使骨关节错缝或交锁,骨关节错缝也可使筋偏离正常的生理位置,令其功能受限。筋伤和骨伤可同时发生,也可单独发生。对于"筋出槽,骨错缝"等疾病,治疗时须先将筋复位,骨的问题自然就解决了。筋伤常作为骨伤先行的病理状态出现,故临床上治疗骨伤常先治筋伤。

3."治骨先治肌(肉)"的中医理论基础

何氏认为,在治疗骨伤科疾病,特别是骨折、关节脱位之类的骨伤科疾病时,不要只考虑骨的问题,更要考虑肌(肉)的问题,肌(肉)的问题处理好了,骨关节脱位、骨折、骨关节功能活动异常等问题也就比较容易处理了。只有"骨正筋柔,气血以流",人体才能恢复健康。前文已说明骨和肌(肉)是构成人体的两个重要组成部分,二者在结构上紧密相连,在功能上相互协调、相互为用,在病理上相互影响。骨的一切变化都和肌(肉)紧密关联。我们身体上骨和肌(肉)的关系像是斜拉桥的主梁和拉索,主梁是骨,拉索是肌(肉),只有两侧拉索的力量均匀、一致、平衡,主梁才能稳定,才能承受一定的重量。

如果拉索出了问题，大桥不但无法承重，甚至有坍塌的风险。因此，回到骨、肌（肉）上，治疗时肯定要先治肌（肉），再治骨。骨伤科疾病通常会伴有结节、粘连、肌肉疼痛，这些病变会导致骨的结构、位置发生改变，形成骨病。通过运用何氏通络开结术的手法和脚法，使肌肉结节散开，肌（肉）恢复了正常生理功能，骨就会自然归位，骨的问题也就迎刃而解了。同时，经络也运行在肌肉里，肌肉里有结节和条索会造成经络堵塞，影响人体气血运行，经络不通则脏腑失调，肢体疼痛，此时治疗肌（肉），疏散结节，可使经络通畅，气血流通，通则不痛，肢体关节等骨的疼痛自然就消失了。

何氏"治骨先治肌（肉）"的观点是基于以下中医理论提出的。

（1）中医的整体观。

中医学的基础理论体系是人们在古代唯物论和辩证法思想的指导下，经过长期的实践逐步形成的，它来源于实践，又反过来对实践有指导作用。这一独特的理论体系有两个基本特点，其中一个就是整体观。

中医学非常重视人体自身的统一性、完整性及人体与自然环境、社会环境的相互关系。人体是一个有机整体，构成人体的各个组成部分之间在结构上是不可分割的，在功能上是相互协调、相互为用的，在病理上是相互影响的。同时，人体与自然环境有着密切关系，人类在能动地适应自然和改造自然的过程中，维持着机体的正常生命活动。这种认为内外环境具有统一性、机体自身具有整体性的思想就是中医的整体观。整体观贯穿中医的生理、病理理论及临床治疗等各个方面。

就人而言，人体是由若干脏腑和组织所组成的，它们在生理上相互联系，在病理上相互影响。各个脏腑、组织都有各自不同的功能，这些不同的功能又是人体整体活动的组成部分，这就是人体局部与整体的统一。人体正常生理活动的维持，一方面要靠各个脏腑、组织正常发挥自己的功能，另一方面又要靠各脏腑、组织之间相辅相成的协同作用和相互拮抗的制约作用。每个脏腑各有不同的功能，又有整体活动下的分工合作。另外，在分析疾病的病理机制时，医生往往首先着眼于患者的整体病情，再着眼于局部病变及与局部病变直接相关的脏腑、经络，同时还会关注病变的脏腑经络对其他脏腑经络产生的影响。在诊断疾病时，医生会通过观察患者的外在变化来了解和判断患者内在脏腑的病变。在治疗局部病变时，医生也会从患者的整体情况考虑，采取恰当的治疗措施。以上这些就是中医的整体观在临床应用中的体现。

何氏的"治骨先治肌（肉）"理论就是从整体出发，对于骨关节类疾病，不因病在骨而只治骨，而是考虑疾病原因，从肌（肉）论治，对于软组织损伤类疾病，不因病在肌（肉）而只治肌（肉），而会考虑到其未来会对骨产生的影响。

（2）阴阳五行学说。

阴阳学说和五行学说是我国古代用以认识自然和了解自然的一种世界观和方法论，具有唯物论和辩证法的思想内涵，其渗透并应用于中医学领域，成为中医学基础理论的重要组成部分。

《素问·阴阳应象大论》云："阴阳者，天地之道也，万物之纲纪，变化之父母，生杀之本始，神明之府也。"这说明阴阳是自然界发展、运动的规律，是归纳一切事物的工具，是变化的基础，是生长和衰亡的本源，是宇宙间各种现象的根基。既然阴阳能说明宇宙间事物发展运动的规律，那么它也必然能指导医疗实践。《素问·阴阳离合论》云："阴阳者，数之可十，推之可百，数之可千，推之可万，万之大，不可胜数，然其要一也。"这说明一切事物变化的要领都包含在阴阳对立统一的关系中。因此，我们在谈"治骨先治肌（肉）"时，骨与肌（肉）也包括在阴阳的范畴之内。《素问·金匮真言论》云"夫言人之阴阳，则外为阳，内为阴。"肌（肉）在外为阳，骨在内为阴。《素问·生气通天论》云："阴平阳秘，精神乃治。""治骨先治肌（肉）"就是强调从阴阳两方面着手来达到"阴平阳秘"。虽言先后，实则同样重要，这和一般"见骨治骨"的观念有所不同。

五行学说是以五种物质的功能属性为代表来归类事物的属性，并以五者之间相互促进、相互制约的关系来论述和推演事物之间的相互关系及复杂的运动变化规律。历代医家为了说明人体内外的整体性和复杂性，将人体脏腑组织、生理活动、病理现象等与五行进行了广泛的联系，如：在行为水，在脏为肾，在体为骨；在行为木，在脏为肝，在体为筋；在行为土，在脏为脾，在体为肉。五行学说的基本内容是五行生克、制化、胜复、乘侮及母子相及，这些对指导医疗实践有很大意义。例如，肾脏有病，我们当然可以直接从肾脏着手进行治疗，但临床实践证明，这样做有时治疗效果并不理想。这是因为肾为水脏，水脏失常，就会通过相生关系影响到"生我"的金脏——肺和"我生"的木脏——肝，还会通过相克关系，影响到"我克"的火脏——心和"克我"的土脏——脾。这时如果治疗上不局限于肾脏，而从他脏着手进行治疗，往往就能很快恢复五行间的动态平衡，取得不错的疗效。

肾属水，在体合骨；脾属土，在体合肉；肝属木，在体合筋。根据五行相生、相克、相乘、相侮规律，当骨发生相应病变时，可从肌（肉）论治。故黄元御在《四圣心源》中说："水性降润，渗之以土气，则水不过润，皆气化自然之妙也。"这句话的意思是说，属于水的骨失其常，则调整属于土的肌（肉），骨便可恢复正常。这就是各脏间相互联系、互相制约所形成的特殊效果。

综上所述，"治骨先治肌（肉）"是以阴阳学说和五行学说为指导而确立的骨伤科疾病治疗大法，具有坚实的理论基础。

（3）藏象学说。

藏象学说是中医理论体系的重要组成部分，是研究人体各个脏腑的生理功能、病理变化及相互关系的学说。《素问·痿论》云："脾主身之肌肉。"清代张志聪《黄帝内经素问集注·五脏生成论》云："脾主运化水谷之精，以生养肌肉，故主肉。"按照藏象理论，脾在体合肉，全身的肌肉都有赖于脾胃运化的水谷精微及津液的营养滋润。脾胃运化功能正常，肌肉才能壮实丰满，才能发挥其收缩运动的功能；如果脾胃运化功能失常，水谷精微及津液的生成和运输发生障碍，肌肉得不到营养和滋润，则会出现痿软无力，甚至痿废不用。脾主运化是指脾将饮食水谷转化成精微物质，并将这些精微物质运输、布散至全身的生理功能。脾的运化功能分为运化水谷和运化水液两个方面。

运化水谷即人体的消化、吸收功能，该功能与脾、胃、小肠等脏腑有关。胃可对饮食物进行腐熟加工，脾对加工后的食物进行运化吸收，小肠则能泌别清浊，使饮食物清浊分离，各走其道。中医藏象学说以五脏为中心，无论从生理角度还是从病理角度来看，脾都是消化系统的主要脏器。饮食物进入体内后，必须依赖于脾的运化功能，才能将水谷转化成精微物质。同时，也有赖于脾的运输、转送功能，水谷精微才能布散全身，各脏腑、组织、器官才能得到充分的营养，人体正常的生理功能才得以维持。运化水液是指脾对水液具有吸收、传输、布散和排泄的作用，这说明脾在调节水液代谢、维持体液平衡方面有着重要作用。

　　此外，脾能统血，即脾能统摄、控制血液，使血液在脉内循环而不溢出脉外。脾在体合肉，主四肢，说明脾与肌肉有内在联系，脾能够维持肌肉正常的功能。脾之所以能维持肌肉的正常功能，又与脾的运化功能分不开。若脾的运化功能正常，脾将水谷精微、津液输送至全身各处肌肉，为肌肉供应充足的能量，使肌肉发达丰满、壮实有力、从而四肢才能强劲有力、活动自如。反之，若脾的运化功能失常，则肌肉不充，四肢无力，活动困难。

　　当骨出现疾病时，人体特别需要脾为之输布水谷精微，使骨得到充分营养，也特别需要脾调节水液代谢，维持体液平衡，还特别需要脾统摄、控制血液，使血液正常地在脉内循行而不致溢出脉外。"治骨先治肌（肉）"正是从以上几个方面出发，强调了脾在骨伤科疾病治疗中的重要作用，强调了借后天（脾）以补先天（肾）的治疗作用（请注意，藏象学说是以脏来总括有关腑、组织、器官的）。

　　《素问·阴阳应象大论》云："肝生筋。"筋属肝，筋的功能依赖于肝精、肝血的濡养。肝精、肝血充足，则筋得其养，从而筋力强健，运动灵活有力；肝精、肝血亏虚，则筋脉不得濡养，筋的运动能力就会减退。肝脏的主要生理功能为主疏泄。人体是一个有机整体，时刻都在进行着各种复杂的物质代谢，而一切物质的代谢、转化均是在气机的升降出入中完成的。肝主疏泄，可调畅气机。气的升降出入运动正常与否，对人体各脏腑的功能活动及气血、水液能否正常运行发挥着重要作用。肝主藏血，有贮藏血液和调节血量的功能。生命活动离不开血的滋养，因此人体各部分的生理活动皆与肝有密切关系。肝主筋，人的运动能力依赖于筋的功能，而筋的能量来源于肝。总之，肝主疏泄，为藏血之脏，肝气调和，阴血充足，经筋得到濡养，则运动能力强且不易疲劳，因此，肝为人体运动所需能量的来源地。

当骨出现疾病时，人体特别需要肝为之调畅气机，疏泄郁结的气血，使其恢复正常的功能活动，也特别需要肝调节血量以充分营养患病部位，更需要肝发挥能量来源地的作用，促进患处恢复运动功能。"治骨先治肌（肉）"正是从以上这些方面强调了肝在骨伤科疾病治疗中的重要作用。

4."治骨先治肌（肉）"的现代医学理论基础

（1）骨伤致伤机制。

骨伤包括骨折、关节脱位、软组织损伤等。骨伤的致伤机制是人体受到的外力超过了机体的负荷限度，从而造成了肌（肉）与骨组织受损。由于骨伤系外力作用所致，故损伤表现为由外及内、由肌（肉）及骨的过程。也就是说，当外力较小，或外力的主要作用未在骨上时，骨没有损伤，而只有肌（肉）出现损伤（软组织损伤就是这种情况）。当外力较大或外力主要作用在骨上时，骨就会受到损伤，但这时，首当其冲承受外力的肌（肉）已受到了比骨更严重的损伤。因此，我们在治疗时，应把对肌（肉）的治疗放在十分重要的位置上。"治骨先治肌（肉）"治疗理论的提出，也是基于何氏对骨科伤疾病致伤机制的深刻认识。

（2）生物力学特性。

按照生物力学的观点，骨与肌（肉）有着完全不同的生物力学性质。骨和肌（肉）的力学性质主要为强度（断裂时的最大应力）和刚度（对变形的抵抗）。有学者研究证实，在相同载荷的作用下，肌（肉）的受损程度远高于骨。

肌肉对骨所形成的牵引力可分为横向载荷与纵向载荷2种，它们常常受4种因素的影响：一是肌肉牵拉点和方向，二是肌肉对骨的附着是以点的方式还是面的方式，三是各组肌肉的相对能量，四是正常情况下肌肉的定时收缩。当人体遭受过度的外力时，肌肉的牵拉力可能是骨折、关节脱位应力的一部分，并必然是移位应力的一部分，是维持移位的主要应力。若要对关节脱位进行复位，对骨折进行整复，就必须克服这些应力。

骨折在发生过程中，还有一个加载速度的问题。加载速度越快，骨骼达到破坏时所贮存的能量就越多。加载速度具有临床意义，它可以影响骨折类型划分及骨折处软组织损伤的程度。骨折时，骨骼贮存的能量释放，在低速时，能量可通过一条裂纹而释放，骨与软组织受到的破坏较轻，骨折没有或稍有移位，但在高速度受载时，骨骼中较多的贮存能量不可能通过一条裂隙快速释放，从而发生粉碎性骨折和软组织严重损伤，有的还伴有严重移位。根据骨折时释放的能量多少，可将骨折分为低能量骨折、高能量骨折和极高能量骨折3类。不论是哪种情况的骨折，都会对软组织造成损害。关节脱位时，软组织也会有类似的损害。因此，在骨伤科疾病早期，必须重视对肌（肉）的治疗，治骨当先治肌（肉）。

（3）肌肉力的分解。

根据生物力学原理可知，当肌肉力的作用线位于某一基本平面时，可将肌肉力分解为稳固分量和转动分量，稳固分量能加强复位固定的稳定性，在一定条件下能增加骨断面的压力，以加速骨折愈合。因此，在骨折愈合过程中，应设法增大肌肉力的稳固分量。在肢体运动时肌肉的转动分量有重要作用，但在骨折复位固定后它又是一个使骨断面产生移位的不利因素，因此在骨折临床愈合以前，应尽量减少肌肉的转动分量，但在骨折的功能恢复过程中，则要尽量发挥肌肉的转动分量，以促进关节的自主运动。肌肉与肌肉之间有肌间隔，其产生的"液压效应"对骨折的稳定具有重要作用。作为一个"液态样结构"，肌间隔由弹性筋膜包绕，动态载荷使固定容积的间隔发生变形，引起筋膜变化。当这些间隔被外固定如石膏、夹板等限制时，肌肉可以产生位移直至充满所有间隙。当这些间隙被充满后，由于肌肉外的约束力是固定的，所以肌肉变得僵硬而不能活动。当载荷去除后，肌肉的筋膜就在弹性作用下恢复原来的形状，骨折块也恢复到原来的位置上。肌肉在负重下的这种机制在骨折和软组织损伤尚未愈合的早期阶段十分重要。因骨折块之间是松动的，骨痂形成前，骨折块必须依靠软组织的支持，由一定的外固定支持下的肌肉间隔，通过动态负荷，起到一个"不可压缩液体"的作用，引起组织体积的固定，控制骨折块的移动，为肢体提供支持并防止其进一步遭受损伤。

肌肉的这些生物力学效应，也说明了"治骨先治肌（肉）"是骨伤科疾病的治疗大法。

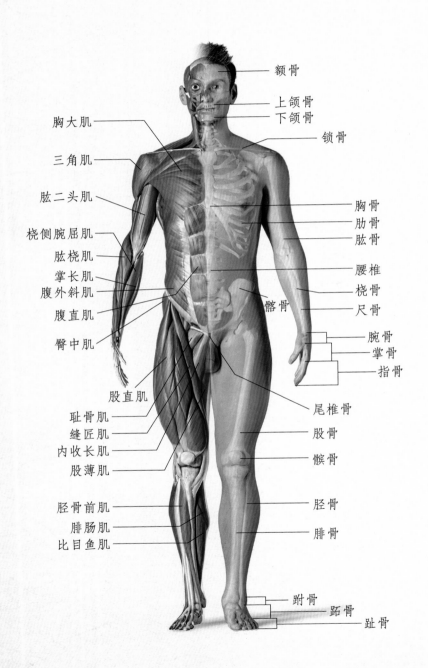

额骨
上颌骨
下颌骨
锁骨
胸大肌
三角肌
肱二头肌
桡侧腕屈肌
肱桡肌
掌长肌
腹外斜肌
腹直肌
臀中肌
胸骨
肋骨
肱骨
腰椎
桡骨
髂骨
尺骨
腕骨
掌骨
指骨
股直肌
耻骨肌
缝匠肌
内收长肌
股薄肌
尾椎骨
股骨
髌骨
胫骨前肌
腓肠肌
比目鱼肌
胫骨
腓骨
跗骨
距骨
趾骨

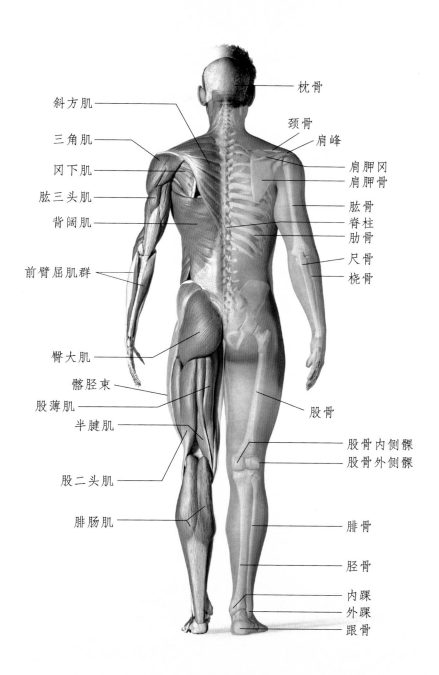

斜方肌

三角肌

冈下肌

肱三头肌

背阔肌

前臂屈肌群

臀大肌

髂胫束

股薄肌

半腱肌

股二头肌

腓肠肌

枕骨

颈骨

肩峰

肩胛冈

肩胛骨

肱骨

脊柱

肋骨

尺骨

桡骨

股骨

股骨内侧髁

股骨外侧髁

腓骨

胫骨

内踝

外踝

跟骨

（三）督脉为病治督脉，治在骨上

《素问·骨空论》云："督脉生病治督脉，治在骨上。"历代医家对这句话的理解虽有不同，但可以肯定的是这里的"骨上"指的就是我们今天所说的脊柱。前文中已经介绍过督脉，从经脉循行上看，督脉"贯脊属肾"，行于背部正中，贯穿整个脊柱。临床中，督脉功能异常会表现为脊柱的功能异常，脊柱功能异常也会导致督脉气血运行不畅，从而引发各种疾病。在临床中我们经常会遇到颈椎、腰椎，甚至下肢活动功能异常的患者，根据病因、临床表现等，我们会发现这些病证都是由脊柱功能紊乱引起的，为脊源性疾病。这些疾病可以从脊柱论治，运用适当的手法与脚法对脊柱进行通络开结，达到"治病求本"的目的。

脊柱是人体运动系统的重要组成部分，是人体的中轴，位于人体正中，上端接颅骨，下端联髋骨，中附肋骨。古代中医文献一般称脊柱为"脊"，民间俗称其为"脊梁骨"。

1. 脊柱的解剖结构

从解剖学角度看，脊柱由 24 块椎骨、1 块骶骨和 1 块尾骨借韧带、关节及椎间盘连接而成。脊柱的主要作用是支持躯干和保护脊髓。椎骨之间由软骨、韧带、滑膜关节连接，这些组织使脊柱具有一定的活动度。脊柱各部的运动性质和活动范围也取决于关节突关节的方向和形状、椎间盘的厚度、韧带的位置及厚薄。颈部和腰部运动灵活，因此临床中这两处的损伤比较常见。脊柱内部自上而下形成一条纵行的椎管，内有脊髓。与脊髓相连的脊神经共有31对，脊神经经椎间孔穿出椎管或骶管，布满全身每一个脏腑、器官和组织，若脊神经出现问题，就会引起对应脏腑、器官和组织的病变。临床常见的颈椎病、腰椎间盘突出症就是因为椎骨骨质增生、韧带钙化或椎间盘退化等病理改变，刺激或压迫了周围的神经、脊髓、血管等导致的。临床中很多患者都是以颈部或腰部疼痛为主诉就诊的，在诊治这些疾病的时候，必须对患者进行仔细的问诊、查体，如果患者的病证源于脊柱功能紊乱，那么治疗时必须从脊柱入手，这样才能从根本上治愈疾病。

2. 中医学对脊柱的认识

中医学对脊的认识与现代医学对脊柱的认识有所不同。《黄帝内经灵枢集注》云："膂骨，脊骨也。自背骨之大椎，循膂骨以下至于尾，计二十一节。"这说明古人所说的脊并不包括现代解剖学所说的脊柱中的颈椎。另外，《素问·刺热》云："项上三椎。"这说明古人所说的"项椎"与现代解剖学所说的"颈椎"也不尽相同。古代医家还认识到脊与脏腑之间存在双向关系。《黄帝内经灵枢集注》云："脊之二十一椎，每椎有节之交，神气之所游行出入者也。相应者，内应于五脏也。发于阳者，发于三椎，而内应于肺脏；发于四椎，而内应于心主包络；发于五椎，而内应于心脏也。发于阴者，发于七椎，而内应于肝脏；发于十一椎，而内应于脾脏；发于十四椎，而内应于肾脏也。"这与前文中提到的脊神经与脏腑、器官、组织病变有密切关系的观点非常接近。

3. 脊柱在何氏通络开结术中的应用

脊柱与奇经八脉中的督脉关系十分密切。《素问·生气通天论》云："阳气者，精则养神，柔则养筋。"督脉为阳脉之海，十二经筋只有在督脉阳气的温煦作用下才能各自发挥"束骨而利关节"的作用。何氏通络开结术中的"督脉通经活络法"就是通过将独特的脚法作用于督脉上，以激发督脉经气，疏通气血，调整阴阳。

除了督脉，足太阳经筋也与脊柱有着密切的关系。《灵枢·经筋》曰："足太阳之筋，起于足小趾，上结于踝，邪上结于膝，其下循足外踝，结于踵，上循跟，结于腘；其别者，结于腨外，上腘中内廉，与腘中并上结于臀，上挟脊，上项。"足太阳经筋"上挟脊"，说明其结聚在脊柱两侧，是脊柱外源性平衡的重要保障，也是脊柱正常活动的动力来源。督脉之络"别绕臀，至少阴与巨阳中络者"，督脉通过与足太阳经筋相合，从而对足太阳经筋发挥温煦的作用。因此，只有脊柱的结构功能正常，督脉气血通畅，足太阳经筋才能得以温煦，从而使脊柱正常发挥功能。

何氏通络开结术除了对经络、经筋进行相关的通络开结外，还会对夹脊穴进行通络开结。夹脊穴传为华佗所创，故又称为"华佗夹脊穴"，其位于第 1 胸椎到第 5 腰椎棘突下两侧，距后正中线 0.5 寸。《后汉书·华佗别传》云："有人病脚躄不能行，佗切脉，便使解衣，点背数十处，相去一寸或五分，从邪不想当。言灸此各七壮，灸创愈即行也。后灸愈。灸处夹脊一寸上下，行端直均匀如引绳也。"此段描述了华佗用夹脊穴治愈了一个足不能行的患者的案例。夹脊穴旁通督脉，其深部是人体的脊柱，华佗用灸法灸治夹脊穴，疏通督脉气血，从而治愈了患者的疾病。同理，何氏通络开结术将适当的手法、脚法作用于夹脊穴，一方面可以激发督脉经气，疏通局部气血，起到通络开结的作用；另一方面，因夹脊穴深部为脊柱，若患者的疾病是由脊柱小关节紊乱造成的，那么通过手法或脚法对脊柱小关节进行复位，可以从根本上改善患者脊柱的不良结构，恢复脊柱正常功能。因此，对于骨伤科或是与人体运动功能相关的疾病来说，如果从症状、病因上追溯，其根源在脊柱上的关节或相关组织，就要求我们要重视脊柱及其相关组织结构和功能的调整，"治在骨上"，使脊柱功能恢复正常，从而达到治愈相关疾病的目的。

中医认为，阴阳平衡失调是疾病发生的根本病机，脊柱相关疾病的病机关键也在于脊柱的阴阳平衡失调。前文已经提到，脊与脏腑存在着密切关系，脊柱健康与否会影响相关脏腑、器官、组织的健康。若脊柱小关节、韧带、结缔组织等细微结构发生紊乱，机体阴阳平衡也会失调，从而引发各种疾病。何氏重视脊柱在疾病中的重要作用，同时，何氏运用通络开结脚法、手法扩大疾病的治疗范围，使何氏通络开结术不仅可以治疗骨伤科疾病，还可以治疗一些因脊柱及相关组织紊乱导致的内科脏腑疾病。

二、何氏通络开结术的治疗原则

（一）重视整体，更重视局部

前文述及中医整体观念时，我们提到人是一个有机整体，构成人体的脏腑、形体、官窍虽各有不同的形态和功能，但它们不是孤立存在的，而是在生理上相互关联、相互制约，在病理上相互影响。各个脏腑、形体、官窍构成了人体，其结构、功能的变化会影响人整体的功能，这是整体和局部的辩证关系。但临床中骨伤科疾病多发生在人体的某一部位或某几个部位。因此，论及骨伤科疾病的治疗，何氏通络开结术重视整体，更重视局部。

历史上有医家主张对于骨伤科疾病的治疗应更重视整体，其中著名代表人物就是明代薛己。陆师道在为薛己的《正体类要》作序时，高度概括了薛己的学术观点，云："肢体损于外，则气血伤于内，营卫有所不贯，脏腑由之不和。岂可纯任手法，而不求之脉理，审其虚实，以施补泻哉！"骨伤科疾病虽然看似是局部的损伤，但局部的病变也可引起人体气血受损，致使正常生理发生病变。自明代以来，不少人宗薛己的观点。

但大家想一想，临床辨证论治时，何脏何腑怎么不和？又怎样施补施泻？气、血损伤有何不同？不同脏腑间不和有哪些不一样？脉象又各有什么特点？如何审辨虚实？这些问题对于一个骨伤科医生而言是很难回答的。临床实践告诉我们，骨伤科疾病同内、妇、儿科及一般外科疾病不同，其局部的损伤变化是主要的，由局部损伤引起的全身变化是次要的，在诊断明确的情况下，应重点针对局部的损伤变化实施治疗，才能收到好的治疗效果。因此，何氏通络开结术以医疗实践为基础，提出了"重视整体，更重视局部"的治疗原则。

（二）外治为主，内治为辅

采用何氏通络开结术治疗骨伤科疾病时多以外治为主，内治为辅。外治法中的疏通、开穴、开结、药熨等是常用的方法。

人体是一个精密配合的整体，中医认为"人身一小天地"。人体一旦受到损伤，或骨折、骨断、骨碎、骨出，或筋驰、筋纵、筋卷、筋挛、筋翻、筋转、筋离、筋合，当"以两手安置所伤之筋骨，使仍复于旧也"。采用外用药物治疗骨伤科疾病也是古已有之，《黄帝内经》中记载用桂心渍酒热熨寒痹，用白酒和桂治疗风中血脉。《伤寒论》中载有火熏令其汗、冷水噀之、赤豆纳鼻、猪胆汁蜜煎导法等。《史记·扁鹊仓公列传》载："扁鹊乃使弟子子阳厉针砥石，以取外三阳五会。有间，太子苏。乃使子豹为五分之熨，以八减之齐和煮之，以更熨两胁下，太子起坐。"这段文字是对古人应用外治法的生动描写。汉代以后，葛洪、蔺道人、危亦林等医家更是十分重视外治法。清代吴尚先专重外治之法，著《理瀹骈文》介绍外治法历史，阐述外治法的理论根据，以及膏药的制法、用法、治疗范围、治疗作用等，对发展中医的外治法做出了巨大贡献，后人尊称吴尚先为"外治之宗"。吴尚先说："外治之理，即内治之理；外治之药，亦即内治之药，所异者法耳。""治在外则无禁制、无窒碍、无牵掣、无沾滞。""外治必如内治者，先求其本，本者何？明阴阳，识脏腑也。""虽治在外，无殊治在内也，外治之学，所以颠扑不破者此也。所以与内治并行，而能补内治之不及者此也。"以上内容说明外治法是治疗骨伤科疾病的重要方法。何氏通络开结术以"外治为主，内治为辅"为治疗骨伤科疾病的原则，该原则的确立除谨遵古训外，更包含了何氏对于临床诊疗的深刻认识。

第四章
作用、适用范围与注意事项

一、何氏通络开结术的作用

（一）通经活络，行气活血

何氏通络开结术的首要作用就是通经活络、行气活血。《素问·血气形志》云："形数惊恐，经络不通，病生于不仁，治之以按摩醪药。"寒邪、湿邪等外邪侵犯人体，导致经络气血运行受阻，不通则痛，通过按摩使局部产生温热感，气血得以正常运行，经络通畅，通则不痛。何氏通络开结术一方面通过相关手法、脚法直接作用于体表经络，激发经气，促进患处局部的气血运行；另一方面通过经络的系统调节作用，进一步推动全身气血的运行。此外，手法或脚法直接作用于皮肤时的摩擦会产生温热感，这种温热效应也可起到活血通络的作用，正如《素问·举痛论》所云："寒气客于背俞之脉则脉泣，脉泣则血虚，血虚则痛。其俞注于心，故相引而痛。

按之则热气至，热气至则痛止矣。"故何氏通络开结术对风寒引起的疼痛类疾病有明显效果。

（二）理筋散结，整复关节

何氏通络开结术具有明显的理筋整复功效，该功效通过 2 种方式来实现：一种是通过在痉挛、僵硬的肌肉处施以手法、脚法，直接缓解肌肉痉挛；另一种是在相关经络、穴位、反应点实施手法、脚法，通过刺激穴位、经络、反应点来缓解肌肉痉挛。对于骨关节损伤后造成的关节粘连、功能活动障碍等，何氏通络开结术可加速局部血液、淋巴液循环，松解粘连，有利于骨关节恢复正常的活动范围。

（三）平衡阴阳，防病保健

操作何氏通络开结术时手法与脚法的轻重、快慢不同，其所产生的补泻作用也不同。一般而言，操作频率快则为"泻"，操作频率慢则为"补"，操作时力道轻为"补"，力道重为"泻"。通过不同的操作方法进行补虚泻实，达到平衡阴阳的目的。此外，何氏通络开结术通过手法和脚法直接作用于人体经络与腧穴上，通过适当的刺激，还可以增强体质，提高人体免疫力，可谓防病保健两不误。

二、何氏通络开结术的适用范围

（1）间接暴力或慢性劳损造成的闭合性软组织损伤，如颈椎病、腰椎间盘突出症、腰肌劳损、肩周炎、落枕、踝关节扭伤等。

（2）骨折愈合、关节脱位后引起的关节粘连、肌肉僵硬、痉挛等。

（3）因久坐少动、长期不良姿势、长期卧床、过度劳累而导致的肌肉僵硬、劳损。

（4）因受风感凉、不科学运动等，形成肌肉结节，导致颈、肩、腰、腿等部位出现非骨折性疼痛。

三、操作何氏通络开结术时的注意事项

（1）医者和患者要心平气和，身心放松。

（2）医者操作时用力应适当，不可使用蛮力，以免造成患者皮肤破损或患处二次损伤等，也不可用力过小导致无法起到应有的刺激作用。

（3）要持之以恒，"冰冻三尺非一日之寒"，经络不通和结筋病灶点的形成非一朝一夕，治疗需要一定的时间，需积以时日才能逐渐显现出效果。

（4）对于一些不能明确诊断的骨伤科疾病或肿瘤、骨折等患者不能进行通络开结。

第五章

何氏通络开结术的操作

一、常用操作工具

何氏根据人体头面部、颈部、四肢等部位的生理结构设计出了用于何氏通络开结术的专用工具，如找结板、开结板、开结棒、开结如意推、通络床、何氏络脉通磁疗袜等。这些工具是操作何氏通络开结术时的辅助工具，有助于医者更好地进行临床操作，应根据不同的患病部位、手法需求灵活选用。

（一）找结板

找结板由纯铜制作而成，主要用于循经诊查结节、局部患处查找结节、压痛点（敏感点）查找结节等相关临床操作。对于部分浅表结节也可以使用找结板进行开结操作。

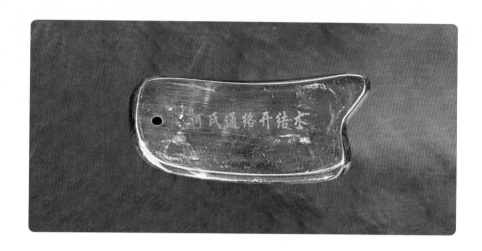

（二）开结板

开结板由纯铜制作而成，用于开解结节、刮拭及疏通经络。开结板适用于头面部、四肢及颈部的经络、穴位及病灶处，有通利关节、疏通经脉的作用。另外，使用开结板对头颈部进行刮拭，可防止皮肤松弛，延缓衰老。

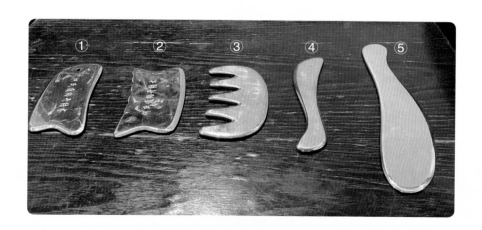

其中，①②号开结板主要用于肩背部、胸腹部浅表结节的开结操作。③号开结板主要用于四肢小关节部结节的开结操作。④号开结板主要用于肢体深部结节的开结操作。⑤号开结板主要用于腹部、臀部等肌肉丰厚部结节的开结操作。

（三）开结棒

开结棒由上等桃木制作而成，主要用于皮肤浅表结节的开结操作，以及皮肤娇嫩处的刮拭与经络疏通。开结棒适用于女性头面部及人体四肢、肩背部、胸腹部的经络、穴位与病灶处，有疏通经络、调理皮部、护肤美容的作用。

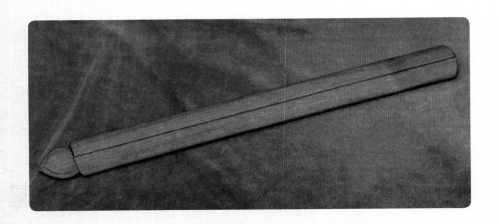

（四）开结如意推

开结如意推由上等桃木制作而成，主要用于肩背部，尤其是膀胱经、夹脊穴的开结操作及通调经脉操作，具有疏通经脉、调理背俞、整脊强身的作用。

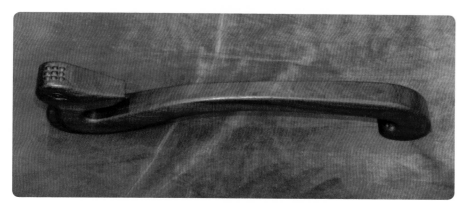

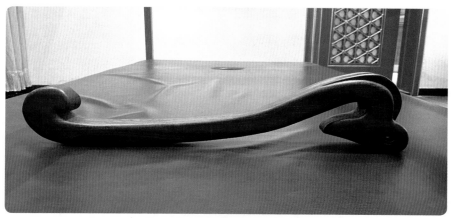

（五）何氏通络床

何氏通络床主要用于何氏通络开结术中通络脚法的操作，包括踩背、踩臀等。

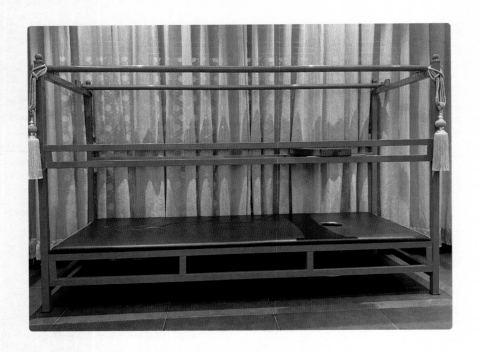

（六）何氏络脉通磁疗袜

何氏络脉通磁疗袜由天然磁片和纯棉织布制作而成。袜中磁片按照人体足底部穴位和反射区排列，有利于医者在操作时将渗透力传导至患者体内，以刺激全身经络。何氏络脉通磁疗袜具有磁疗保健、强身健体的作用。

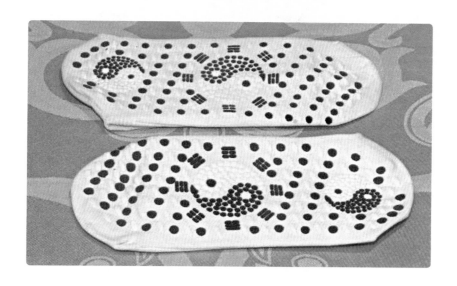

二、具体操作方法

何氏通络开结术自创立至今已有 200 多年历史，经过六代人的不断钻研探索，形成了独具一派的操作方法。何氏通络开结术的操作总体上可分为开结手法和通络脚法两大类。其中，开结手法又根据操作手法和操作部位不同而分为若干种，临床中医生可根据患者病情灵活选择运用；通络脚法则根据操作方法及操作经络不同而分为若干种，医生可针对不同患者的情况进行选择。

（一）开结手法

开结手法指在体表用特殊手法松解、分离因发生粘连而紊乱的肌肉纤维组织，以理顺各组织关系，恢复肌肉、筋膜和血管的正常结构与功能，进而对以肢体肌肉疼痛为主要表现的急、慢性损伤进行有效治疗的方法。"开结"二字在此作动名词，指整治因经络堵塞导致的肢体疼痛，达到使疼痛消失的目的的一种技术。开结手法主要用于因久坐少动、长期姿势不良、长期卧床或过度劳累等导致的肌肉僵硬、肌肉劳损，也可用于因受风感凉、不科学运动等导致的颈、肩、腰、腿等部位的非骨折性疼痛。应用开结手法的主要目的就是将造成疼痛的结节打开。

根据操作方法不同，开结手法可分为剥、挑、勾、弹、敲、推、揉、切、剁、擀等，这些手法可以单独使用，也可组合形成复式手法联合使用。根据患病部位的不同，开结手法又可分为颈椎开结、肩周开结、肘部开结、腕部开结、脊柱开结、腰部开结、腿部开结等。

根据临床实践与操作习惯，常用的何氏通络开结术手法可归纳为6种，为方便广大同仁学习与应用，现将其口诀及要领整理如下。

开结口诀：剥挑勾弹敲，推揉切剁擀。

开结要领：硬则用气多，软则用力多。

1.剥离手法

剥离手法一般用于颈椎、肩部、上臂、大椎穴周围、腰椎、膝关节等部位较硬的结节和条索。因其动作像剥洋葱，故名。

扫码看操作视频

操作方法

根据操作部位不同，患者采取适当体位。待患者坐（卧）稳后，医者用专用的开结板对准患者的结节部位，一层一层地剥开结节。

本法多针对较硬的结节，因此医者要谨记通络开结术"硬则用气多"的要领。同时嘱咐患者不要紧张、全身放松。在双方配合下，结节才能一层一层地被剥离，直至结节消失、痛止。

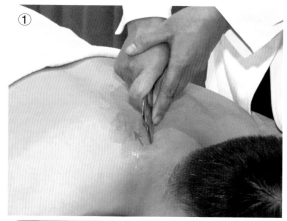

①

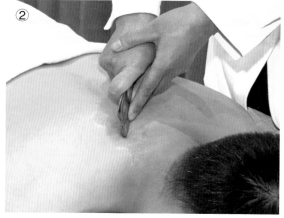

②

扫码看操作视频

2. 挑勾手法

挑勾手法一般用于肩胛骨缝隙、肘关节缝隙、腕关节缝隙、膝关节缝隙、颈椎缝隙、胸椎缝隙、腰椎缝隙等部位的结节。因其动作类似于用钩针织毛衣，故名。

操作方法

根据操作部位不同，患者采取适当体位。待患者坐（卧）稳后，医者用专用的开结板对准患者关节缝隙部位的结节，一下一下地挑勾。

本法操作的部位多为关节缝隙，因空间较窄，故必须将结节从缝隙中挑勾出来，才能有效进行开结。此处结节一般不大，医者须嘱咐患者不要紧张、全身放松。医患双方相互配合，结节很容易打开，结开则痛止。

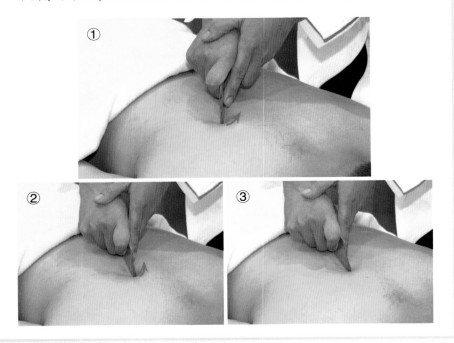

扫码看操作视频

3. 弹敲手法

弹敲手法一般用于肌肉比较丰厚的部位，如臀部、背部、腹部、小腿肚等，这些部位的结节位置较深而不易碰触到。

操作方法

根据操作部位不同，患者采取适当体位。待患者坐（卧）稳后，医者手握专用的开结棒，找到患者肌肉深层的结节，像弹棉花一样用开结棒一下一下地把结节从深层弹到表层。

操作时须注意医者的手不能将开结棒握得太紧，要让开结棒在手里能小幅度地上下摆动，与结节的接触是仿佛逗来逗去一般的友好接触，不可太用力。同时嘱咐患者全身放松。在弹敲的过程中，结开痛止。

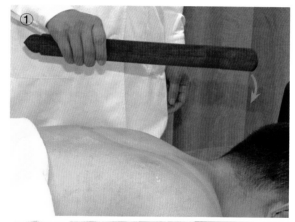

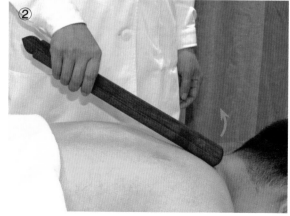

扫码看操作视频

4. 推揉手法

推揉手法一般用于颈椎、头部、乳腺、腋下等部位小且不太硬的结节。

操作方法

根据操作部位不同，患者采取适当体位。待患者坐（卧）稳后，医者用专用的开结板对准患者的结节部位，用推转、揉运、打圈的手法，用渗透力由轻到重将结节推开、揉开、运开，结开则痛止。

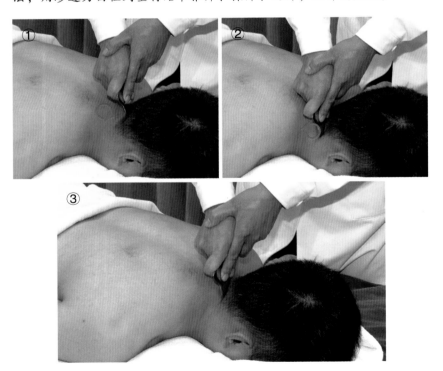

5. 切剁手法

扫码看操作视频

切剁手法一般用于背部，主要针对肌肉僵硬酸痛、脊柱侧弯、高低背等导致的大面积结节。因本手法在操作时动作类似于切菜、剁馅，故名。

操作方法

操作本法时患者一般采用俯卧位。待患者卧稳后，医者先找到患者的结节部位，然后用专用的开结板、开结棒或开结如意推，用切和剁的手法，先将大面积僵硬的肌肉"切分"成若干小段，然后将其"剁碎"。操作时可稍加力抖动开结板，以疏通经络，结开则痛止。

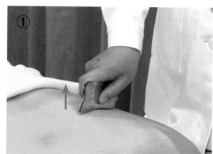
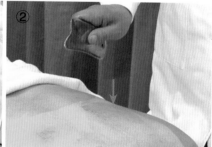
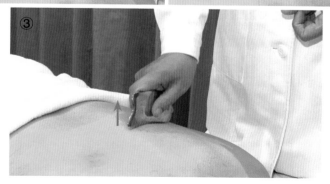

6.擀刨手法

擀刨手法是在颈、肩、腰、腿等部位的结节打开后，进行全面整理的一种手法，目的是进一步疏通结节已开的经络，全面调动和加强气血运行。因其动作类似于擀面、刨木，故名。

扫码看操作视频

操作方法

根据操作部位不同，患者采取适当体位。待患者坐（卧）稳后，医者将开结如意推对准患者已经打开结节的部位，用擀面和刨木的手法，将僵硬的肌肉推平、推软，达到经络通畅、通则不痛的效果。

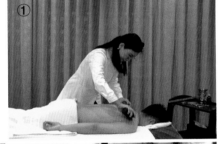

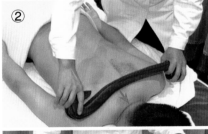
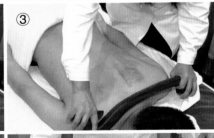
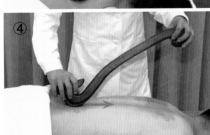
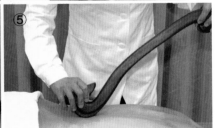

（二）通络脚法

何氏通络开结术的通络脚法是根据经络学说创立的一种集保健、预防、康复为一体的操作技术。采用脚法的目的是将全身经络踩通，以行气活血，使经络堵塞引起的各种不适症状及慢性病得到康复。通络脚法的适用范围主要包括经络堵塞导致的全身肌肉僵硬、腰酸背痛、肌肉痉挛、全身乏力、头昏脑涨、免疫力低下及肥胖、失眠多梦等。

根据操作方法不同，通络脚法可分为提气踏步脚法、滚揉脚法、转碾脚法、蹬揉脚法、揉面点穴脚法、搓揉脚法、按压脚法、敲拍脚法、蹬抖脚法、平沙落雁脚法、强肾固肾脚法、松解脚法、贯气脚法。根据患病经络的不同，通络脚法可分为肺经通经活络法、大肠经通经活络法、胃经通经活络法、脾经通经活络法、心经通经活络法、小肠经通经活络法、膀胱经通经活络法、肾经通经活络法、心包经通经活络法、三焦经通经活络法、胆经通经活络法、肝经通经活络法、督脉通经活络法和任脉通经活络法。

何氏在临床中常用的通络脚法有 13 种，具体如下。

通络口诀：提气踏步走，滚揉转碾抖；搓揉按压穴，敲拍蹬揉溜；

平沙落雁飞，强肾固肾搓；松解为祛邪，贯气为扶正。

通络要领：气上提要身轻如燕，气下放如小溪流水。

准备工作：准备好何氏通络床，医者脚穿何氏络脉通磁疗袜。

扫码看操作视频

1. 提气踏步脚法

提气踏步脚法一般用于臀部，目的是疏通经络堵塞的部位。

操作方法

患者采取俯卧位。待患者卧稳后，医者的双肘架在通络床两侧的横杠上，踮起脚尖，挺胸抬头，上提气自感身轻如燕，接着用双脚脚尖有节奏地在患者臀部上下来回踏步，像跳芭蕾一样。

操作时须嘱咐患者全身放松，在医患双方配合下，患者臀部僵硬的肌肉可被踩软，达到经络通畅、通则不痛的目的。

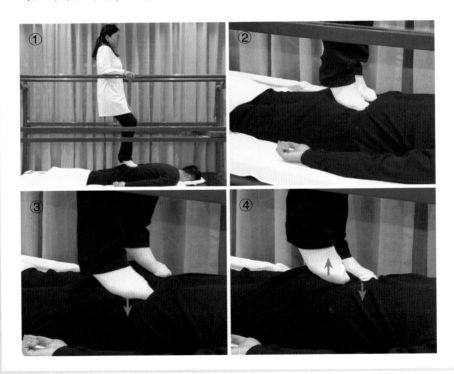

扫码看操作视频

2. 滚揉脚法

滚揉脚法一般用于四肢经络堵塞的部位。

操作方法

患者采取俯卧位。待患者卧稳后，医者一只脚踩在患者经络堵塞的部位，另一只脚踩在通络床上，将身体的重心放到踩在患者的那只脚上，同时将涌泉穴对准患者经络堵塞的核心部位，向前向后来回滚动，并在滚动的同时加上揉碾的动作。

操作时须嘱咐患者全身放松，医者要注意将滚动和揉碾2个动作相互配合使用，一气呵成。在医患双方配合下，经络畅通，通则不痛。

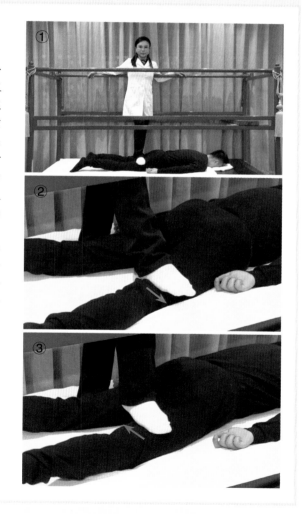

扫码看操作视频

3. 转碾脚法

转碾脚法一般用于骶骨部，主要针对八髎穴处软组织粘连导致的经络堵塞。

操作方法

患者采取俯卧位。待患者卧稳后，医者双脚踩在患者八髎穴处，上提气自感身轻如燕，踮起脚尖，用双脚的前1/3处在八髎穴部位做左右180°的转动。转动的同时，医者微屈膝，身体微前倾并扭动腰部，碾压八髎穴部位。

操作时须嘱咐患者全身放松，医者注意将转动和碾压2个动作相互配合使用，一气呵成。在医患双方配合下，经络堵塞得以疏通，通则不痛。

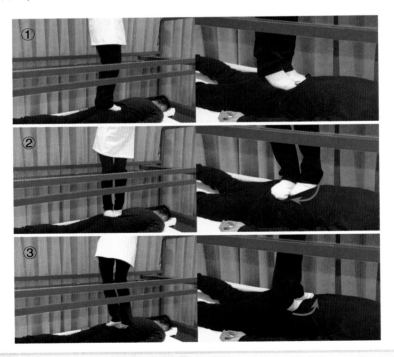

4.蹬揉脚法

蹬揉脚法一般用于背部的夹脊穴、膀胱经与胸胁侧的胆经及腹部等容易发生大面积经络堵塞的部位。

扫码看操作视频

操作方法

蹬揉脚法可分为双脚蹬揉法和单脚蹬揉法。根据操作部位不同，患者可采取仰卧位、俯卧位或侧卧位。单脚蹬揉法是待患者卧稳后，医者坐在滑动的踩络板上，脚尖翘起，用脚跟倒退着做蹬的动作，边蹬边向后退，即脚向前蹬，则身体向后退，每次在脚蹬出去至收脚之前加揉的脚法。双脚蹬揉法为双脚交替进行，如蹬自行车一样。

操作时须嘱咐患者全身放松，医者注意将蹬和揉2个动作相互配合使用，一气呵成。在医患双方配合下，堵塞的经络得以舒畅，达到通则不痛的目的。

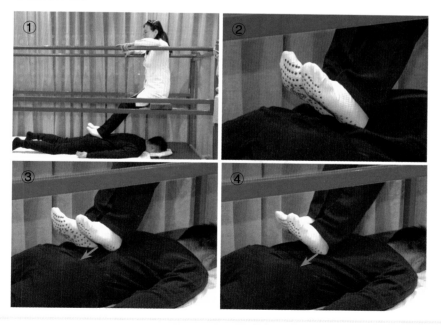

5. 揉面点穴脚法

揉面点穴脚法一般用于全身各个部位的经络堵塞处。

操作方法

根据操作部位不同，患者一般采取仰卧位、俯卧位或侧卧位。患者卧稳后，医者先找到该经络堵塞部位的主要穴位，然后一只脚踩在通络床上，另一只脚踩在患者经络堵塞部位并做揉的动作，接着再用大脚趾的趾腹对准穴位，用渗透力点穴。

操作时须嘱咐患者全身放松，医者的揉面动作和点穴动作要一气呵成。在医患双方配合下，达到经络畅通、通则不痛的目的。

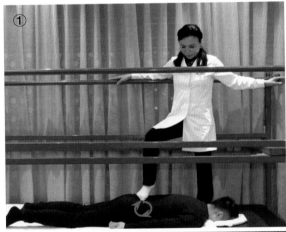

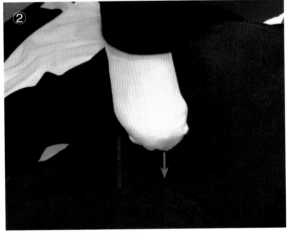

扫码看操作视频

6. 搓揉脚法

搓揉脚法一般可用于全身各个部位的经络堵塞，尤其适用于腿内侧的足三阴经及腋窝、肘窝、髀窝、腘窝等部位。

操作方法

使用搓揉脚法时可双脚操作也可单脚操作，视面积和部位而定。根据操作部位不同，患者一般采取仰卧位、俯卧位或侧卧位。待患者卧稳后，医者将脚放在患者经络堵塞的部位，并将涌泉穴对准堵塞较重的位置，用大腿带动小腿，小腿带动脚，一上一下、一前一后反复地搓，直至将操作部位搓热。

操作时须嘱咐患者全身放松，医者的动作要搓中加揉，搓和揉的动作一气呵成。在医患双方配合下，达到经络畅通、通则不痛的目的。

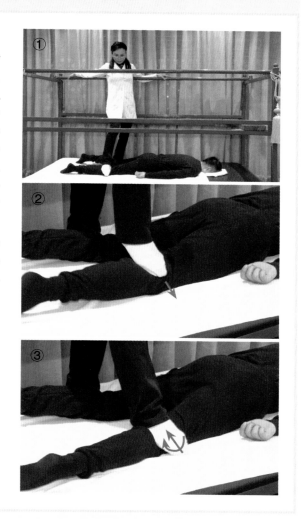

扫码看操作视频

7. 按压脚法

按压脚法一般作用于骨关节部位，如指关节、腕关节、肘关节、肩关节、髋关节、膝关节、踝关节、脚趾关节等。

操作方法

使用按压脚法时可双脚操作也可单脚操作。根据操作部位不同，患者一般采取仰卧位或俯卧位。待患者卧稳后，医者将脚放在患者有经络阻塞的骨关节部位，整个脚掌内收呈"C"形，将患者的骨关节包住。医者的涌泉穴贴紧操作部位，用渗透力由轻到重缓缓地向下按压患者的骨关节。

操作时须嘱咐患者全身放松。在医患双方配合下，达到经络畅通、通则不痛的目的。

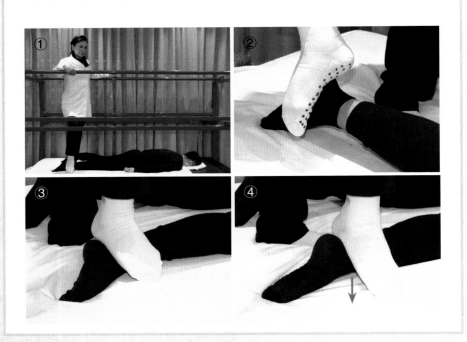

8.敲拍脚法

敲拍脚法一般用于下肢外侧足少阳胆经堵塞的部位。

操作方法

患者采取侧卧位。待患者卧稳后，医者将一只脚放在患者下肢外侧胆经循行部位，用脚掌的前1/3对准堵塞严重处，用大腿带动小腿、小腿带动脚的方式进行拍打。拍打完后，医者再将脚尖抬起来，用脚后跟在患者的胆经做敲打的动作，敲法和拍法交替进行。

操作时须嘱咐患者全身放松。在医患双方配合下，达到经络畅通、通则不痛的目的。

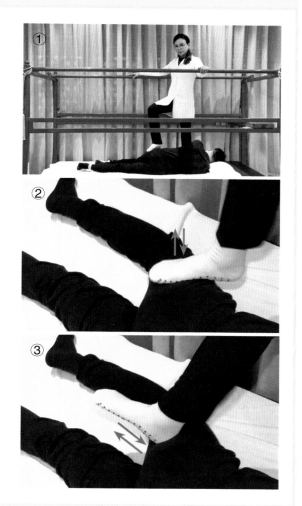

扫码看操作视频

9. 蹬抖脚法

蹬抖脚法一般用于全身各条经络的堵塞部位。

操作方法

根据操作部位不同，患者一般采取仰卧位、俯卧位或侧卧位。待患者卧稳后，医者将一脚放在患者堵塞的经络部位，以涌泉穴为着力点，沿着经络的走向蹬出。操作时医者要注意"气下放如小溪流水"，脚要缓缓蹬出，蹬的时间越长越好。当医者蹬至尽头，在抬脚前要颤抖一下，将脚甩出，使患者不通之气沿经络下行。

医者须嘱咐患者全身放松。在医患双方配合下，达到经络畅通、通则不痛的目的。

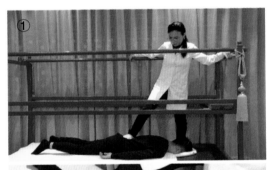

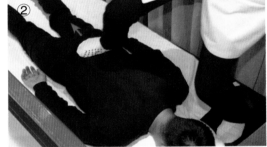

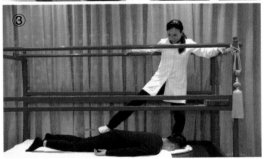

扫码看操作视频

10. 平沙落雁脚法

平沙落雁脚法一般用于从肩关节到踝关节的经络疏通。

操作方法

患者采取俯卧位。待患者卧稳后，医者坐在踩络板上，把双脚放在患者脊柱两侧，双手握住踩络杆。医者用手臂的力度将身体悠起来，同时双腿弯曲，利用惯性将脚从肩部滑向足踝处，类似滑雪的动作。

医者须注意经过患者身体自然生理曲度时，须随生理曲度调整脚法，同时须嘱咐患者全身放松。在医患双方配合下，达到经络畅通、通则不痛的目的。

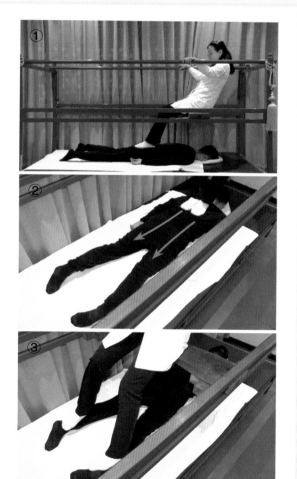

11. 强肾固肾脚法

强肾固肾脚法一般用于腰部的经络疏通。

操作方法

　　患者采取俯卧位。待患者卧稳后，医者坐在踩络板上，将双脚脚掌平放在患者腰部，将涌泉穴对准患者腰部双侧的肾俞穴。医者双脚用有渗透性的力度前后搓动，以患者肾俞穴感到发热为度。

　　操作时医者须嘱咐患者全身放松。在医患双方配合下，腰部肌肉得以松解，腰部经络得以疏通，达到刺激肾俞穴、强肾固肾的目的。

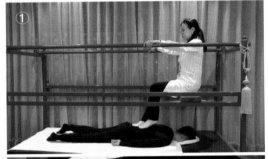

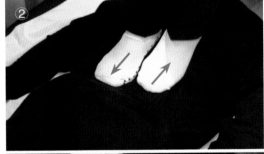

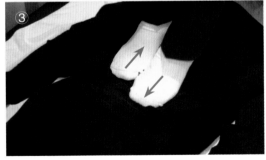

扫码看操作视频

12. 松解脚法

松解脚法一般用于经络堵塞严重的部位。

操作方法

　　松解脚法可分为单脚松解法和双脚松解法。根据操作部位不同，患者采取仰卧位、俯卧位或侧卧位。待患者卧稳后，医者先找到患者经络堵塞严重的部位，然后用足大趾和脚后跟一点一点地对经络堵塞的部位进行松解剥离，力度要均匀，脚法要有渗透力。

　　操作时医者须嘱咐患者全身放松。在医患双方配合下，达到经络畅通、通则不痛的目的。

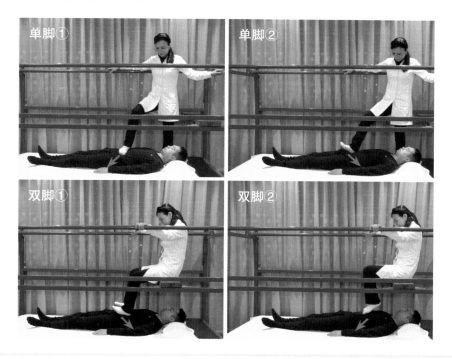

扫码看操作视频

13.贯气脚法

贯气脚法是踩通全身经络后的全面整理脚法。

操作方法

根据操作部位不同，患者可采取仰卧位、俯卧位或侧卧位。待患者卧稳后，医者将一脚的涌泉穴紧贴操作部位，对患者全身由上到下、由里到外进行全面疏通、整理。

操作时医者须嘱咐患者全身放松。在医患双方配合下，达到经络畅通、通则不痛的目的。

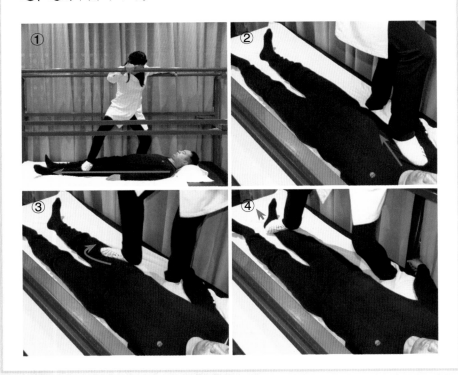

三、衍生产品

对于骨伤科疾病的治疗，何氏除了运用通络开结手法和脚法外，还会配合使用一些何氏特制的衍生产品，以增强行气活血、通络止痛的作用，帮助患者更快恢复健康。

（一）何氏通经活络贴

何氏通经活络贴是何氏根据临床患者的需求所研制的一种膏药，其中的成分均为中药，安全有效。将其与何氏通络开结术配合使用，可促进疾病的康复。

成分：乳香、没药、当归、骨碎补、续断、土鳖虫等。

功效：祛风，祛湿，散寒，通经活络，消炎止痛。适用于颈椎病、肩周炎、腰痛、网球肘、风湿性关节炎等。

使用方法：外用，贴敷患处。

作用原理：何氏通经活络贴能够开结行滞，直达病所，起到消炎、止痛、活血化瘀、益气养血、通经活络、强筋健骨、舒筋活络、开窍透骨、祛风散寒等作用。将何氏通经活络贴贴于体表，可刺激神经末梢，通过反射扩张血管，促进局部血液循环，改善周围组织营养，达到消肿、消炎和镇痛的目的。

（二）何氏中草药油

何氏中草药油中药纯度高、药效快、针对性强，临床效果比较显著。将其与何氏通络开结术配合使用，既可作为介质防止皮肤受损，又可作为患者的居家保健精油，安全性高，操作简便，可促进疾病的康复。

成分： 川芎、独活、千年健、红花、三七等。

功效： ①舒筋活络，祛风散瘀，运行气血，主要用于肌肉酸痛、关节肿痛、骨质增生、颈椎病、腰痛、膝骨关节炎、风湿性疾病、肩周炎、急性损伤等；②调理经络，调节人体阴阳及各种代谢活动，同时还能舒缓精神，放松身体，促进血液循环，令肌肉组织内的血管扩张，通常用于挫伤、扭伤、神经痛等。

使用方法： 在应用何氏通络开结术的开结手法之前，将药油涂抹于操作部位。

作用原理： 本品为油性物质，渗透力强，可经由皮肤直接渗入经络、脏腑，使有效成分被人体充分吸收。

（三）何氏经络霜

何氏经络霜为纯中药产品，内含多种草本植物精华，采用量子高频振荡技术制作而成。何氏经络霜可激发细胞活跃度，改善微循环，提升自愈力，帮助患者排出身体里面的湿寒之气，活血化瘀，疏通经络。

成分：桂枝、艾叶、细辛、吴茱萸等。

功效：通经活络，促进新陈代谢，提升免疫力。主要用于缓解经络气血不畅引起的肩颈肌肉疲劳、僵硬、疼痛等问题。

使用方法：局部外用。

作用原理：中医学认为外界的致病邪气如湿气、寒气等侵入人体，会使经络中的气血运行受阻，引发疾病。何氏经络霜中所含有的中药成分可祛风散湿、活血通络，在一定程度上起到祛除病邪的作用。

上述产品都是何氏在 200 多年的临床经验中总结、研发出来的，是何氏通络开结术思想理论精髓的体现。上述产品均有通经活络、祛风散寒等作用，医者和患者可根据症状特点及需求选择使用。这些产品一方面可作为何氏通络开结术的辅助工具，促进疾病的康复；另一方面可强筋健骨，预防疾病的发生。另外，何氏中草药油和何氏经络霜还具有滋润作用，可以保护皮肤，防止皮肤受损。

第六章

临床经典病案

何氏通络开结术在临床上主要应用于颈椎病、腰椎间盘突出症、肩周炎、膝骨关节炎等疾病。现将临床经典病案按照患者患病部位分别进行论述。

一、四肢部疾病

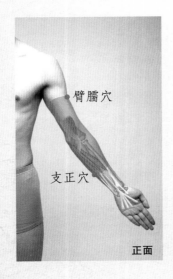

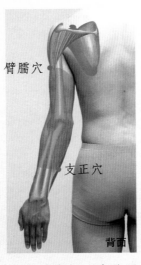

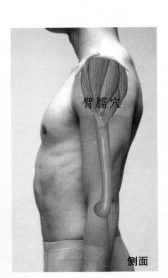

上肢常规治疗范围

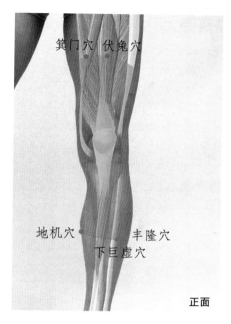

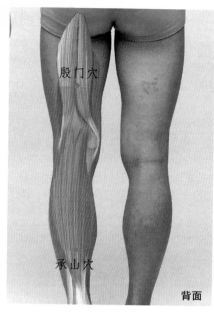

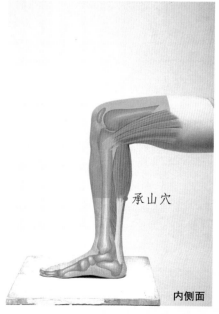

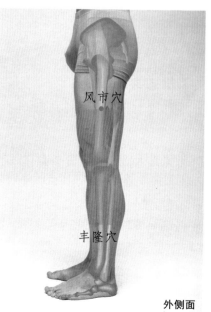

下肢常规治疗范围

病案一

李某，女，60 岁。2020 年 4 月 3 日初诊。

| 主　诉 | 左侧膝盖痛 10 余年。

| 现病史 | 患者 10 余年前出现左侧膝盖痛，未进行任何治疗。2019 年
10 月左腿出现放射性疼痛，曾行针灸并红外线照射治疗 40
余次，也曾行推拿治疗，治疗后症状有所缓解，但不明显，
时有复发。现患者左侧臀部及左下肢胀痛，有肌肉跳动感，
左侧肩膀痛。纳、眠可，大、小便正常。

| 既往史 | 30 多岁怀孕时曾摔倒过 1 次，经医院检查无大碍。

| 诊　断 | 膝骨关节炎，腰痛。

| 治　疗 | 于左侧膝关节、腰部行开结术，开结手法以剥离手法、挑
勾手法为主，综合运用，每个部位 15 ~ 20 分钟。

病案二

杨某，男，57 岁。2020 年 3 月 25 日初诊。

| 主　诉 | 右侧锁骨疼痛 7 天。

| 现病史 | 自诉在 2019 年 12 月无明显诱因出现右侧肩部和上肢疼痛。
起初是右侧大臂疼痛，后逐渐发展至左侧小臂也疼痛，

伴有肩周不适、左下肢局部不适，同时，足大趾疼痛，左侧小腿外侧有时疼痛。患者腰痛，影像学检查示脊柱侧凸（"S"型），左侧腰肌劳损严重。心悸，纳、眠可，大、小便正常。

| 诊　断 | 上肢痛，颈椎病，肩周炎。

| 治　疗 | 先用脚法进行全身通络，时间约 60 分钟，再于右侧颈部、上肢行 3D 经脉仪（每个部位 30 分钟）治疗和开结术，开结手法以剥离手法、推揉手法为主，每个部位 15～20 分钟。

病案三

周某，男，53 岁。2020 年 5 月 12 日初诊。

| 主　诉 | 腰部及两膝、右肩、右臂、足跟疼痛一年半。

| 现病史 | 自诉在 2019 年无明显诱因出现腰部及双侧膝关节、右肩、右臂、足跟疼痛。从 2019 年 11 月 20 日起，患者双上肢时有麻木感，以右侧为重。至外院检查示膝关节积液。纳、眠可，大、小便正常。

| 既往史 | 2006 年踝关节扭伤。曾因搬重物致腰痛 1 周，经检查诊断为"腰椎间盘突出症"。曾因肛门表皮样囊肿行手术治疗。

| 家族史 | 母亲曾患有糖尿病，现已去世。

| 诊　断 | 膝骨关节炎，腰痛。

| 治　疗 | 先于右侧肩部、右侧腰部行 3D 经脉仪治疗，每个部位 30
分钟，再于右侧肩部、右侧腰部、右侧膝关节行开结术。
右侧肩部及腰部的开结手法以剥离手法、推揉手法为主，
右侧膝关节处的开结手法以剥离手法、挑勾手法为主，每
个部位 15～20 分钟。间隔 10 天，再治疗左侧。

病案四

张某，男，59 岁。2019 年 12 月 1 日初诊。

| 主　诉 | 腰膝酸软、无力多年。

| 现病史 | 患者腰部酸软、双膝无力多年。现双下肢发软无力，以左
下肢为重，无法下蹲，或蹲下后无法重新站立。第 4～5 腰
椎椎间盘膨出，腰椎椎管狭窄。髌骨软化，小脑萎缩，血
压 142/84mmHg。纳、眠可，大、小便正常。

| 既往史 | 有高血压、糖尿病、冠心病病史。2003 年行胆囊切除术。
2007 年行冠状动脉支架植入术。2013 年、2019 年分别做
过 1 次肠息肉切除手术。

| 家族史 | 姐姐患有共济失调。

| 诊　断 | 膝骨关节炎，腰椎椎管狭窄症，小脑萎缩。

| 治　疗 | ①左侧腰部先行 3D 经脉仪治疗 30 分钟，再行开结术 30 ～ 40 分钟，开结手法以剥离手法、擀刨手法为主；②左侧膝关节先行 3D 经脉仪治疗 30 ～ 40 分钟，再行开结术 25 ～ 35 分钟，开结手法以剥离手法、挑勾手法为主。

病案五

徐某，女，70 岁。2019 年 12 月 11 日初诊。

| 主　诉 | 右侧腰、膝关节疼痛半年有余。

| 现病史 | 右侧下肢疼痛，小腿后侧肌肉似有石头压迫，右膝关节内侧、后侧疼痛明显，蹲下后无法重新站立。伴有腰部轻微疼痛。就诊时第 1 次测量血压为 171/91mmHg，第 2 次测量血压为 159/89mmHg。患者自诉血脂高。

| 既往史 | 曾于外院检查并被诊断为脂肪肝，头部毛细血管堵塞。

| 诊　断 | 膝骨关节炎，腰痛。

| 治　疗 | 腰部、右侧膝关节先行 3D 经脉仪治疗，每个部位 30 ～ 40 分钟，再行开结术，开结手法以剥离手法、挑勾手法为主，每个部位 15 ～ 20 分钟，手法不宜过重。

| 建　议 | 增加体育锻炼，减少腹部脂肪。

病案六

刘某，男，57 岁。2019 年 12 月 1 日初诊。

| 主　　诉 | 右侧颈、肩、臂疼痛多年。

| 现病史 | 背部疼痛，背部肌肉僵硬，曾于外院就诊，医生诊断为胸椎小关节紊乱症。现患网球肘（右侧），左下肢后侧肌肉酸软。耳鸣，纳、眠可，大、小便正常。

| 既往史 | 有高血压病史，曾于医院检查示尿酸高，自诉血脂偶尔高。曾行膝关节半月板修复手术。

| 诊　　断 | 网球肘（右侧），胸椎小关节紊乱症。

| 治　　疗 | 先用脚法进行全身通络，时间为 60 分钟左右，再于肩颈、腰部、上肢行 3D 经脉仪治疗，每个部位 30 分钟，然后于右侧颈肩、肘部行开结术，开结手法以剥离手法、挑勾手法为主，每个部位 15 ～ 20 分钟。

二、肩颈部疾病

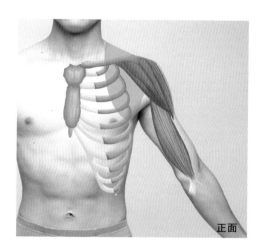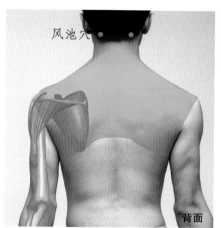

正面

风池穴

背面

肩颈部常规治疗范围

病案一

何某，女，57 岁。2019 年 12 月 5 日初诊。

| 主　诉 |　上肢、肩关节疼痛 3 年。

| 现病史 |　5 年前不慎摔倒，倒向左侧，当时没有出现任何不适，但 2
　　　　　　年后无明显诱因出现左侧肩部疼痛明显，手臂无法抬起，
　　　　　　同时伴有背部疼痛，面部不适，经卧床休息、推拿治疗后，
　　　　　　症状稍缓解。后患者坚持自我锻炼，未见明显效果。现手

臂疼痛，双下肢发沉无力，膝关节疼痛，只能拄拐行走或坐轮椅。曾服用外院开的中药（具体药物不详）。纳、眠可，大、小便正常。

| 既往史 | 有腰扭伤病史。

| 诊　断 | 肩臂痛，后背痛。

| 治　疗 | 先于肩颈、腰部行 3D 经脉仪治疗，每个部位 30 分钟，再于肩颈、左侧腰部行开结术，开结手法以剥离手法、推揉手法为主，每个部位 15 ~ 20 分钟。

病案二

左某，女，68 岁。2019 年 12 月 12 日初诊。

| 主　诉 | 肩关节、背部、腰部疼痛 40 年。

| 现病史 | 肩部、背部、腰部疼痛不适，20 岁左右时曾被诊断为"腰椎间盘突出症"，曾因肩部疼痛行小针刀治疗。患者自述自幼手脚冰凉。现纳、眠佳，大、小便正常。血脂稍高。

| 既往史 | 曾行甲状腺切除术、阑尾切除术。2012 年行子宫及附件切除术。有胆结石病史。

| 诊　断 | 肩痛，腰椎间盘突出症。

| 治　疗 | 先用脚法进行全身通络，时间为 60 分钟，再于肩颈至

臂臑穴区域行 3D 经脉仪治疗，时间为 60 分钟，然后在肩颈部行开结术 35 ~ 40 分钟，开结手法以剥离手法、推揉手法为主。

须注意患者年纪大、血脂高，手法不宜过重。

| 建　　议 | 少量多次饮热水，多吃蔬菜、水果，多运动。

病案三

田某，女，53 岁。2019 年 12 月 2 日初诊。

| 主　　诉 | 颈部疼痛 20 年。

| 现病史 | 患者自诉 20 年前因摔跤导致颈椎受伤，现颈椎左侧有一包块，近日晨起自觉左侧下肢无力。来诊前一天晚间感觉胸闷，未做任何处理。现躯体左侧有麻木感，左侧腰部有脂肪瘤，视物不清。纳、眠可，大、小便正常。

| 既往史 | 3 年前因头晕、呕吐到医院就诊，被诊断为高脂血症。曾于医院检查示左侧脑部有肿瘤，为先天性，未做处理。有贫血、崩漏、子宫肌瘤病史。

| 家族史 | 母亲患有糖尿病，姐姐患有共济失调。

| 诊　　断 | 颈椎病。

| 治　　疗 | 先用脚法进行全身通络，时间为 60 分钟左右，再于颈椎处

行 3D 经脉仪治疗，时间为 60 分钟，之后于颈椎处行开结术 35 ～ 40 分钟，开结手法以剥离手法、推揉手法为主。

| 建　议 | 补充钙剂及微量元素，多吃水果，加强锻炼。

病案四

白某，女，54 岁。2019 年 11 月 15 日初诊。

| 主　诉 | 左肩麻木半年。

| 现病史 | 2019 年 5 月用凉水洗澡后出现左侧肩部麻木，自觉手臂沉、僵硬。不易出汗，左侧小腿后侧肌肉疼痛。

| 既往史 | 有鼻炎病史。

| 家族史 | 母亲有高血压。

| 诊　断 | 肩痛。

| 治　疗 | 先用脚法进行全身通络，时间为 60 分钟，于背部行 3D 经脉仪治疗 60 分钟，然后于左侧肩颈行开结术 35 ～ 40 分钟，开结手法以剥离手法、推揉手法为主。

| 建　议 | 补充蛋白质。

病案五

刘某，女，56 岁。2019 年 12 月 23 日初诊。

| 主　诉 | 肩颈痛、腰痛多年。

| 现病史 | 患者自诉平素肩颈部不适，行走过多时腰部明显不适，曾于外院诊断为颈椎间盘突出症、腰椎间盘突出症。触摸大腿外侧有疼痛感。平时不能低头切菜，连续做家务 1 周后感肩部疼痛。时有头痛，休息后缓解。曾患腰椎小关节紊乱症，经治疗痊愈，2018 年因搬家劳累导致复发。现患者不能过多行走，左侧下肢和腰部不适，并有呃逆、腹胀。

| 既往史 | 有低血压、低血糖病史。

| 诊　断 | 颈椎间盘突出症，腰椎间盘突出症，腰椎小关节紊乱症。

| 治　疗 | 先用脚法进行全身通络，时间为 60 分钟，然后在背部 5 条线，即督脉与 4 条膀胱经的位置进行 3D 经脉仪治疗 60 分钟，最后于左侧肩颈、左侧腰部行开结术，开结手法以剥离手法、挑勾手法为主，每个部位 15 ~ 20 分钟。

病案六

赵某，女，60 岁。2019 年 12 月 22 日初诊。

| 主　诉 | 右侧颈部、左侧肩颈疼痛 10 年左右。

| 现病史 | 右侧颈部疼痛，左侧颈部至肩部疼痛，左手肿痛。大便努责无力，因患者自认为此由脾气虚导致，故常服补气药物如党参、太子参及中成药归脾丸等。平素纳、眠可，小便正常。

| 既往史 | 有骨质疏松症、高脂血症病史。2001 年股骨颈骨折。曾行阑尾切除手术。

| 家族史 | 父亲患有高血压、糖尿病、冠心病，曾发生脑出血。母亲患有关节炎、糖尿病。

| 诊　断 | 肩痛，颈椎病。

| 治　疗 | 先用脚法进行全身通络，时间为 60 分钟，然后于肩颈部行 3D 经脉仪治疗，时间为 60 分钟，最后于右侧肩颈部行开结术 35 ~ 40 分钟，开结手法以剥离手法、推揉手法为主。

| 建　议 | 少油、少盐、少糖饮食，补充钙剂及其他营养物质，多喝热水，适当服用归脾丸。每日快走 45 分钟。

病案七

于某，女，43 岁。2019 年 11 月 18 日初诊。

| 主　诉 | 颈部疼痛伴右手麻木 1 年。

| 现病史 | 患者颈部疼痛，右侧手指麻木较严重，曾于外院诊断为颈椎间盘突出症。

| 既往史 | 有腰肌劳损病史，膝关节有轻微运动伤，右踝有陈旧性扭伤。

| 诊　断 | 颈椎病。

| 治　疗 | 先于肩颈部行 3D 经脉仪治疗 60 分钟，然后于右侧颈部行开结术 35 ～ 40 分钟，开结手法以剥离手法、挑勾手法、推揉手法为主。

病案八

许某，女，42 岁。2020 年 9 月 17 日初诊。

| 主　诉 | 颈部疼痛 10 年。

| 现病史 | 患者自诉患颈椎病 10 年，因一直居住在广州，夏天时常开空调，游泳等运动后不易出汗，伴有头晕、左侧上肢麻木等症状，后通过打羽毛球等运动症状稍有缓解。现左侧

头部时感沉重，颈部、耳后怕风、怕凉，平卧时吞咽偶尔感觉耳后响。纳、眠可，二便调。血压 105/76mmHg，心率 83 次 / 分。

| 既往史 | 10 年前患甲状腺结节，当时结节体积小，近 2 年明显增大，伴甲状腺肿大。

| 月经史 | 14 岁初潮，周期 30 天，行经 3 ~ 4 天，颜色正常。

| 诊　断 | 颈椎病。

| 治　疗 | 先于肩颈部行 3D 经脉仪治疗，时间约 60 分钟，然后于肩颈部行 "U" 型开结术 35 ~ 40 分钟，开结手法以剥离手法、挑勾手法、推揉手法为主。

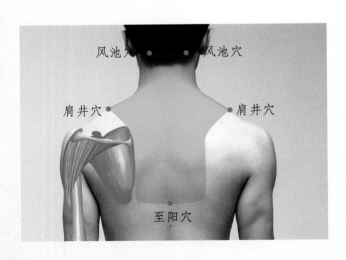

注：肩颈 "U" 型区是指从双侧风池穴开始，经过双侧肩井穴，以至阳穴为底端的 "U" 形区域。

病案九

王某，女，44 岁。2020 年 9 月 16 日初诊。

| 主　诉 | 颈部疼痛 5 年，加重 1 天。

| 现病史 | 5 年前患颈椎病，通过推拿按摩、自我锻炼后缓解。1 天前起床后突然感到颈部肌肉僵直，左右转动困难，肩关节僵硬，故来诊。患者自觉平素身体湿气较重，未做任何处理。现颈部肌肉僵直，肩关节僵硬，纳、眠可，大、小便正常。血压 195/127mmHg，心率 81 次 / 分。

| 既往史 | 2019 年患血管神经性头痛，有高血压、低血糖病史。

| 月经史 | 14 岁初潮，月经周期 30 天，行经 3 天左右。

| 家族史 | 父亲患有高血压、高脂血症、糖尿病。母亲体健。

| 诊　断 | 颈椎病，肩周炎，高血压。

| 治　疗 | 先于颈肩部行 3D 经脉仪治疗 60 分钟，然后于颈肩部行开结术 35 ~ 40 分钟，开结手法以剥离手法、推揉手法为主。

三、腰骶部疾病

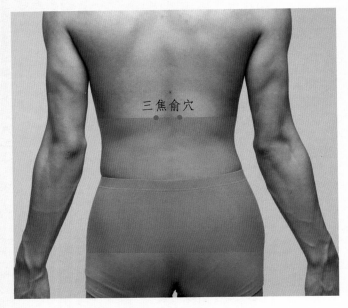

三焦俞穴

腰骶部常规治疗范围

病案一

党某，男，55岁。2020年11月6日初诊。

| 主　诉 |　腰部疼痛7年。

| 现病史 |　腰部疼痛7年，尤以右侧为重，曾于外院诊断为腰椎间盘

　　　　　　突出症，7年间时好时坏，曾2次因腰痛导致行走困难，

经卧床休息后缓解。患者自诉 2019 年去海南游玩时无明显
诱因出现右手大鱼际肿胀，右侧下肢肿胀、外侧麻木、有
冷感，经艾灸、推拿、针刺治疗后效果不明显。近两三个
月出现坐骨神经痛的症状及腹股沟处疼痛。现患者腰部疼
痛，右侧下肢肿胀、麻木，前抬腿时承扶穴处疼痛、酸胀，
侧抬腿时腹股沟感觉酸痛。开车 20 ~ 30 分钟后小腿酸胀。
纳、眠可，大、小便正常。

| 诊　断 | 腰椎间盘突出症，坐骨神经痛。

| 治　疗 | 先于腰部、臀部行 3D 经脉仪治疗 60 分钟，然后于右侧腰、
臀、大腿外侧行开结术，开结手法以弹敲手法、剥离手法
为主，每个部位 15 ~ 20 分钟。

病案二

赵某，男，39 岁。2020 年 5 月 19 日初诊。

| 主　诉 | 腰、臀、腿疼痛近 12 年。

| 现病史 | 2008 年无明显诱因出现右侧小腿不适，未行任何治疗。
2014 年右侧承扶穴部位肌肉拉伤，伴有腰部疼痛，按压环
跳穴有酸胀感。现患者自觉右腿沉重。

| 既往史 | 2014 年从房顶摔下，后背平躺着地，之后胸椎疼痛 2 年，

经口服药物治疗后稍缓解，但尾骨端仍疼痛。2019 年左侧手臂肱三头肌受伤，右手大拇指发生腱鞘炎。曾于十几岁时练习外家拳，三十几岁时练习太极拳。

| 诊　断 | 腰痛。

| 治　疗 | 先于腰、臀、腿部行 3D 经脉仪治疗 60 分钟，然后于腰部、臀部、右侧腿部行开结术，开结手法以弹敲手法、剥离手法、挑勾手法为主，每个部位 15 ~ 20 分钟。

病案三

胡某，男，45 岁。2020 年 4 月 16 日初诊。

| 主　诉 | 腰部间断性疼痛 17 年，背痛 2 年。

| 现病史 | 17 年前因坠马导致腰椎受伤，未行任何治疗。之后病情时好时坏，2010 年腰部疼痛加重，影响行走，经推拿治疗、自我锻炼后症状缓解。2 年前出现背部疼痛。现患有腰椎间盘突出症，伴椎管狭窄、腰椎曲度变直、胸椎侧弯。晨起腰部肌肉僵硬，无法伸直，背部肌肉紧张，大腿前侧肌肉紧张，右腿髂胫束紧张。纳可，眠差，大、小便正常。

| 既往史 | 曾于右侧下肢行主动脉血管扩张手术。

| 诊　断 | 腰椎间盘突出症。

| 治　疗 | 先于颈部、腰部行 3D 经脉仪治疗 60 分钟，然后于右侧颈椎、胸椎、腰椎区域行开结术，开结手法以剥离手法、挑勾手法为主，每个部位 15 ～ 20 分钟。

病案四

于某，男，73 岁。2019 年 11 月 14 日初诊。

| 主　诉 | 自觉身体沉重 2 年。

| 现病史 | 2 年前无明显诱因自觉身体沉重，不能走直线，行走时欲摔跤，未行任何治疗。现晨起自测血压偏高，血糖偏低，血脂偏高，曾服用阿司匹林等药物治疗，效果不明显。现自汗、盗汗严重，颈椎、腰椎侧弯，伴椎管狭窄。曾行针灸、推拿治疗，效果不明显。纳、眠可，大、小便正常。

| 诊　断 | 颈椎、腰椎侧弯。

| 治　疗 | 先于腰部行 3D 经脉仪治疗 60 分钟，然后于左侧腰部行开结术 35 ～ 40 分钟，开结手法以剥离手法、挑勾手法为主。

病案五

樊某，女，22 岁。2019 年 11 月 14 日初诊。

| 主　诉 | 右侧腰部疼痛伴下肢麻木 8 天。

| 现病史 | 18 岁时因搬重物致急性腰扭伤，行正骨治疗 1 次后痊愈，但来诊的 8 天前无明显诱因出现右侧腰部疼痛，休息后无明显缓解。2018 年出现右下肢麻木、疼痛，右臀疼痛，行 7 ~ 8 次小针刀治疗后症状缓解。现坐骨神经痛，小腿、脚底麻木，走路时偶感腹股沟疼痛。纳、眠可，大、小便正常。

| 既往史 | 自诉患有先天性半月板损伤。

| 诊　断 | 腰痛。

| 治　疗 | 先于腰部行 3D 经脉仪治疗 60 分钟，然后于左侧腰部行开结术 35 ~ 40 分钟，开结手法以剥离手法、挑勾手法为主。

病案六

杨某，女，53 岁。2019 年 12 月 15 日初诊。

| 主　诉 | 腰痛多年，加重 2 年。

| 现病史 | 腰部疼痛多年，未行任何治疗。近 2 年腰痛加重，并有颈

部疼痛，经常偏头痛，以右侧为重。2018年春节时因做家务劳累导致肩关节疼痛。月经自初潮起量就少。纳、眠可，大、小便正常。

| 既往史 | 有轻度抑郁症病史。

| 诊　断 | 腰椎间盘突出症。

| 治　疗 | 先用脚法进行全身通络，时间为60分钟，然后于颈部、腰部行3D经脉仪治疗60分钟，最后于颈部、右侧腰部行开结术，开结手法以剥离手法、挑勾手法为主，每个部位15～20分钟。

| 建　议 | 平时可口服钙剂、复合维生素。

| 复　诊 | 10天后复诊，患者症状大为好转。本次治疗如下。

先用脚法进行全身通络，时间为60分钟，然后于颈部、腰部行3D经脉仪治疗60分钟，最后于颈部、左侧腰部行开结术，开结手法以剥离手法、挑勾手法为主，每个部位15～20分钟。

病案七

窦某，女，46岁。2019年12月14日初诊。

| 主　诉 | 右下肢肌肉痉挛，伴坐骨神经痛10余天。

| 现病史 | 自 2001 年生产后出现腰部不适，休息后可缓解，时有反复，曾于 301 医院做过 1 次微创手术（具体情况不详）。10 余天前因着凉导致右下肢肌肉痉挛，伴有坐骨神经痛症状。纳、眠可，大、小便正常。

| 既往史 | 曾行鼻窦炎手术。2018 年左踝扭伤，夏天时下楼疼痛，经活动后疼痛可缓解。

| 家族史 | 父亲有糖尿病史。

| 诊　断 | 腰椎间盘突出症，坐骨神经痛。

| 治　疗 | 先于腰部行 3D 经脉仪治疗 60 分钟，然后于右侧腰部行开结术 35 ~ 40 分钟，开结手法以剥离手法、挑勾手法为主。

| 建　议 | 口服钙剂，加强运动，每天多喝温热水。

病案八

王某，男，40 岁。2020 年 5 月 13 日初诊。

| 主　诉 | 腰部至骶骨及髋骨上沿疼痛多年。

| 现病史 | 腰部至骶骨及髋骨上沿疼痛，平素乏力。20 多岁时跑步摔了一跤，当时未行任何治疗，2011 年症状加重，不能走路，行小针刀治疗后好转。颈部亦不适，曾行针灸、推拿治疗后症状缓解。现背部两侧肌肉疼痛，臀部时有疼痛，膝关

节自觉沉重。2018 年因正骨受伤后腰骶部疼痛加重，但未行任何治疗。触诊查得左侧背部肌肉僵硬。

| 诊　　断 | 腰骶部疼痛。

| 治　　疗 | 先于颈肩部、胸椎、腰椎、尾骶部行 3D 经脉仪治疗 60 分钟，然后于颈肩、胸椎、腰椎、尾骶部行开结术，开结手法以切剁手法、剥离手法、挑勾手法为主，每个部位 15～20 分钟。

病案九

谢某，女，39 岁。2020 年 7 月 11 日初诊。

| 主　　诉 | 腰部酸痛 18 年。

| 现病史 | 2002 年无明显诱因出现腰部酸重，需卧床休息才能缓解，有时甚至需卧床 1 个月。腰痛前常有前驱症状，曾于外院检查示第 3～4 腰椎椎间盘膨出，第 4～5 腰椎椎间盘突出，脊柱侧弯，曾行正骨治疗 1 个月余，症状稍缓解，但不能提重物。现腰痛，自述感觉巅顶有股气向上顶着。

| 既往史 | 患者有强直性脊柱炎（腰部）病史，发病时无法抬腿，治疗后腿能抬起来。

| 诊　　断 | 腰痛。

治　疗	①在颈椎处先行 3D 经脉仪治疗 30 分钟，再行开结术 15 ～ 20 分钟，10 天做 1 次；②在腰部先行 3D 经脉仪治疗 30 分钟，再行开结术 15 ～ 20 分钟。开结手法以剥离手法、挑勾手法为主，开结时注意先做阳面（左），后做阴面（右），交替进行，10 天开结 1 次。
建　议	口服钙剂及复合维生素。
预　后	治疗后患者颈部、肩部感觉轻松，之前自觉巅顶有气向上顶，现已消失，感觉全身轻松。

病案十

崔某，男，66 岁。2019 年 12 月 23 日初诊。

主　诉	腰痛多年。
现病史	患者腰部疼痛，左侧尤重，一直通过服用药物（具体药物不详）进行治疗，效果不明显。小腹部气胀，曾因腹部疼痛 2 个月到医院就诊，检查报告示正常。现患者后背疼痛，不欲饮食，见油腻食物则恶心。睡眠可，大、小便正常。血压 103/60mmHg。
既往史	曾行手术治疗腰椎间盘突出症。
诊　断	腰痛。

| 治　疗 | 先于腰部行 3D 经脉仪治疗，时间为 60 分钟，再于左侧腰部行开结术，开结手法以剥离手法为主，时间为 35 ～ 40 分钟。 |

| 建　议 | 补充维生素，可食用奶片或饮用水果和蔬菜汁。 |

病案十一

王某，女，42 岁。2020 年 11 月 3 日初诊。

| 主　诉 | 腰背不适 3 年。 |

| 现病史 | 患者自诉整个背部、下肢后侧不适，久坐后腰背部疼痛，曾经外院诊断为"腰椎间盘突出症"。2018 年 12 月行正骨治疗，治疗过程中腰部有麻木感。2019 年 3 月右脚外侧疼痛，口服中药治疗后小腿疼痛、无力、肿胀。现患者腰痛，右侧腹股沟内侧不适，做瑜伽劈叉时尤觉痛重，行走过多时不适明显，坐公交车上车时右腿无法抬起。同时伴有两侧肩关节不适，按压左肩关节痛重，左侧上肢前部酸胀，走路时感觉两脚踝部无力，跛行，运动时足跟、足内侧疼痛。 |

| 既往史 | 有荨麻疹病史。 |

| 诊　断 | 痹证。 |

| 治　疗 | 先用脚法进行全身通络，时间为 60 分钟，然后于腰部、肩颈部行 3D 经脉仪治疗 60 分钟，最后于腰部、肩颈部行开结术，开结手法以剥离手法、挑勾手法为主，每个部位 15 ~ 20 分钟。

附一　何氏通络开结术的发展现状

从创始人何其功创立何氏通络开结术至今的200余年里，何氏一族秉承着"大医精诚"的精神，致力于发展有特色、疗效好、规范化、专业化的通络开结术，以便为更多的患者解除病痛。何氏第六代传承人何银萍为了让何氏通络开结术在新时代发挥其优势，更是做了很多工作。何银萍于1996年在北京市海淀区成立北京何氏传承健康科技有限公司，于2000年开办北京何氏职业技能培训学校，于2004年成立何氏浩生（北京）国际中医药科学研究院，于2014年成立北京宫廷何氏健康管理股份有限公司，于2017年成立北京轩辕国医堂中医门诊部，于2019年成立北京市国仁中医药家庭保健促进中心。这些学校、门诊等的建立，都为何氏通络开结术的传承与发展奠定了坚实的物质基础和人才基础。

医者，祛病爱人，授业天下。在新时代，何银萍摈弃"家学秘不外传"的旧观念，开门收徒。目前在全国范围内，何银萍已有数十名传承弟子，他们学成后回到各自的家乡开设了何氏通络开结术工作室，造福一方百姓。

何银萍带领弟子们用何氏通络开结术为很多人解决了因颈痹、肩痹、肘痹、腕痹、腰痹、腿痹、脊痹等导致的各种疼痛问题，帮助患者找回了健康。此外，何银萍还定期到全国各地举办健康知识公益讲座，普及保健知识，参加公益救助活动。她曾受黔西南布依族苗族自治州政府邀请参与医疗扶贫工作，为当地百姓解决病痛，并于2017年3月被聘为统一战线医疗扶贫黔西南试验区专家团成员。

学习何氏通络开结术对传承人的素质和专业水平有一定的要求。他们需要具有相关的现代医学知识，熟悉人体骨骼和肌肉的结构，并且要熟知中医基础理论、中医诊断学等，需要熟练掌握中医经络、穴位等专业知识并能够亲身体会及参与临床实践。临床实践时，传承人需要通过望诊、问诊、触诊找到疾病形成的原因，同时要学会运用手法及专业的工具找到患者颈、肩、腰、腿、肘、腕、脊等部位及经脉、络脉、奇经八脉等经络周围的结节，并运用何氏通络开结术将结节打开，使其不再粘连、结聚，达到行气活血、通畅经络的目的。

何氏通络开结术具有简便易行、安全可靠、无副作用等特点，仅用双手和双脚即达到使疼痛消失、肿胀消退、肌肉增长、力量增强、关节功能恢复的效果，患者无须服用药物，不用进行手术。因此，何氏通络开结术备受广大患者欢迎。像何氏通络开结术这样有多种适应证又几乎无副作用的操作技术，是非常适合进一步推广、发展的，它是为全民健康服务的一项技艺，我们应该努力将其发扬光大，让更多的人受益。

　　何氏通络开结术第六代传承人何银萍经常教导学生要怀着一颗热爱生命和敬畏生命的心去认真学习。尽管何氏通络开结术看似简单易学，但本着对患者负责的态度，在讲授何氏通络开结术的过程中，尤其是在讲授操作方法的过程中，何银萍坚持以师带徒的形式进行，她认为只有手把手地教，才能准确传授何氏通络开结术的精髓。除此之外，学习者也需要亲身体会该技法之精华，这样才能理解和参悟技法的深奥之处。

附二　何氏通络开结术的保护措施及传承规划

何氏浩生（北京）国际中医药科学研究院成立于 2004 年，研究院一直秉承"推动中医药科技创新和中药新药研发，充分发挥中医药在疾病预防、治疗、康复中的独特优势，在传承创新中，实现中医药高质量发展"的使命，坚持"传承精华，守正创新，心存感恩，脚踏实地"的发展理念。成立至今，研究院已形成了强大的专家研发团队，包括多名国医大师、数十名国内知名专家和中医药博士研究生导师。团队研发的中医养生技能和中草药养生配方，获得了众多国家专利与多个奖项。2020 年，研究院荣获"北京市诚信创建企业""北京市海淀区三八红旗集体"称号。

作为该研究院的院长，何氏通络开结术第六代传承人何银萍为何氏通络开结术的传承与发展做了详细的五年规划，具体如下。

（1）计划于 2022 年撰写并出版论述何氏通络开结术理论与技术的专著，以更好地继承和推广何氏通络开结术。

（2）到全国各地巡诊并在国外开设健肌强身方面的公益讲座。

为多地患有颈痹、肩痹、肘痹、腕痹、腰痹、腿痹、脊痹等疾病的患者解除病痛，同时让大家学会自我保健，防止复发。

（3）计划招收不少于 108 名的亲传弟子，学制为 3 年，力争将亲传弟子培养成为熟练掌握何氏通络开结术的专业人士。通过 3 年的学习后，这些弟子将被安排在北京何氏传承健康科技有限公司进行实践学习。之后研究院将帮助已熟练掌握何氏通络开结术的弟子回到自己的家乡建立工作室，使这些弟子能为当地患者解除伤痛，造福一方。

（4）深入企业、机关、院校、社区等进行健康养生方面的公益讲座及巡诊，为受疼痛折磨的患者解除病痛，并使广大群众了解养生知识。

何氏通络开结术操作简便，一经掌握，可随时操作，既不需要任何辅助器械，也不需要特殊的专有场地，更不需要太多的资金投入，非常适合推广。

附三　人体经络穴位表

手太阴肺经

穴位	定位	主治
中府	胸前壁外上方，前正中线旁开6寸，平第1肋间隙处	①咳嗽、气喘、胸满痛等肺系病证；②肩背痛
云门	胸前壁外上方，前正中线旁开6寸，锁骨下窝凹陷处	①咳嗽、气喘、胸痛等肺系病证；②肩背痛
天府	肱三头肌桡侧缘，腋前纹头下3寸处	①咳嗽、气喘、鼻衄等肺系病证；②瘿气；③上臂痛
侠白	肱二头肌桡侧缘，腋前纹头下4寸	①咳嗽、气喘等肺系病证；②干呕；③上臂痛
尺泽	在肘横纹中，肱二头肌腱桡侧凹陷处	①咳嗽、气喘、咯血、咽喉肿痛等肺系实热病证；②肘臂挛痛；③急性吐泻、中暑、小儿惊风等急症
孔最	太渊与尺泽连线上，腕横纹上7寸处	①咳嗽、气喘、咯血、咽喉肿痛等肺系病证；②肘臂挛痛
列缺	桡骨茎突上方，腕横纹上1.5寸处	①咳嗽、气喘、咽喉痛等肺系病证；②头痛、牙痛、口眼歪斜、项强等头项部病证
经渠	桡骨茎突与桡动脉之间凹陷处，腕横纹上1寸	①咳嗽、气喘、胸痛、咽喉肿痛等肺系病证；②手腕痛
太渊	在腕掌侧横纹桡侧，桡动脉的桡侧凹陷中	①咳嗽、气喘等肺系病证；②无脉症；③腕臂痛
鱼际	第1掌骨中点桡侧，赤白肉际处	①咳嗽、咯血、咽干、咽喉肿痛、失音等肺系热性病证；②小儿疳积
少商	拇指桡侧指甲根角旁0.1寸	①咽喉肿痛、鼻衄、高热等肺系实热证；②癫狂、昏迷

手阳明大肠经

穴位	定位	主治
商阳	食指末节桡侧，指甲根角旁 0.1 寸	①齿痛、咽喉肿痛等五官疾病；②热病、昏迷等
二间	微握拳，在食指本节（第 2 掌指关节）前桡侧凹陷处	①咽喉肿痛、齿痛、目痛、鼻衄；②热病
三间	微握拳，在食指本节（第 2 掌指关节）后桡侧凹陷处	①目痛、齿痛等头面五官疾病；②身热
合谷	在手背，第 1、2 掌骨间，当第 2 掌骨桡侧的中点处	①头痛、目赤肿痛、齿痛、鼻衄、口眼歪斜等头面五官疾病；②发热、恶寒等外感病证；③经闭、滞产等妇产科病证
阳溪	腕背横纹桡侧，当拇短伸肌腱与拇长伸肌腱之间的凹陷中	①手腕痛；②头痛、目赤肿痛、耳聋等头面五官疾病
偏历	屈肘，在阳溪与曲池连线上，腕横纹上 3 寸处	①耳鸣、鼻衄等五官疾病；②手臂酸痛；③腹部胀满；④水肿
温溜	屈肘，在阳溪与曲池连线上，腕横纹上 5 寸处	①急性肠鸣、腹痛等肠腑病证；②疔疮；③头痛、面肿、咽喉肿痛等头面病证；④肩背酸痛
下廉	阳溪与曲池连线上，肘横纹下 4 寸处	①肘臂痛；②头痛、眩晕、目痛；③腹胀、腹痛
上廉	曲池与阳溪连线上，肘横纹下 3 寸处	①肘臂痛、半身不遂、手臂麻木等上肢病证；②头痛；③肠鸣腹痛
手三里	阳溪与曲池连线上，肘横纹下 2 寸处	①手臂无力、上肢不遂等上肢病证；②腹痛、腹泻；③齿痛、颊肿
曲池	屈肘成直角，在肘横纹外侧端与肱骨外上髁连线中点	①手臂痹痛、上肢不遂等上肢病证；②热病；③高血压；④癫狂；⑤腹痛、吐泻等肠胃病证；⑥咽喉肿痛、齿痛、目赤肿痛等五官热性病证；⑦瘾疹、湿疹、瘰疬等皮肤、外科疾病

穴位	定位	主治
肘髎	屈肘，曲池外上方1寸，肱骨边缘处	肘臂痛、拘挛、麻木等局部病证
手五里	曲池与肩髃连线上，曲池上3寸处	①肘臂挛痛；②瘰疬
臂臑	曲池与肩髃连线上，曲池上7寸处	①肩臂疼痛、颈项拘挛等肩、颈项病证；②瘰疬；③目疾
肩髃	肩峰端下缘，肩峰与肱骨大结节之间，三角肌上部中央	①肩臂挛痛、上肢不遂等肩、上肢病证；②瘾疹
巨骨	在锁骨肩峰端与肩胛冈之间凹陷处	①肩臂挛痛、臂不举等局部病证；②瘰疬、瘿气
天鼎	胸锁乳突肌后缘，扶突直下1寸	①暴喑、咽喉肿痛、吞咽困难等咽喉病证；②瘿气、瘰疬
扶突	在喉结旁开3寸，胸锁乳突肌胸骨头与锁骨头之间	①暴喑、咽喉肿痛、吞咽困难、呃逆等咽喉病证；②瘿气、瘰疬；③咳嗽、气喘；④局部手术针麻用穴
口禾髎	当鼻孔外缘直下，水沟旁0.5寸	鼻塞、鼽衄、口歪、口噤等局部病证
迎香	在鼻翼外缘中点旁开约0.5寸，当鼻唇沟中	①鼻塞、鼽衄等局部病证；②胆道蛔虫症

足阳明胃经

穴位	定位	主治
承泣	目正视，瞳孔直下，当眼球与眶下缘之间	①眼睑瞤动、迎风流泪、夜盲、近视等目疾；②口眼歪斜、面肌痉挛
四白	目正视，瞳孔直下，当眶下孔凹陷处	①目赤痛痒、目翳、眼睑瞤动等目疾；②口眼歪斜、三叉神经痛、面肌痉挛等面部病证；③头痛、眩晕
巨髎	目正视，瞳孔直下，平鼻翼下缘处	口眼歪斜、鼻衄、齿痛、唇颊肿等局部五官病证
地仓	口角旁约0.4寸，上直对瞳孔	口角歪斜、流涎、三叉神经痛等局部病证
大迎	在下颌角前下方约1.3寸，咬肌附着部前缘，当面动脉搏动处	口角歪斜、颊肿、齿痛等局部病证
颊车	在下颌角前上方约1横指，按之凹陷处，当咀嚼时咬肌隆起最高点处	齿痛、牙关不利、颊肿、口角歪斜等局部病证
下关	在耳屏前，下颌骨髁状突前方，当颧弓与下颌切迹所形成的凹陷中，闭口取穴	①牙关不利、三叉神经痛、齿痛、口眼歪斜等面口病证；②耳聋、耳鸣、聤耳等耳疾
头维	当额角发际上0.5寸，头正中线旁，距神庭穴4.5寸	头痛、目眩、目痛等病证
人迎	喉结旁1.5寸，在胸锁乳突肌前缘，颈总动脉之后	①瘿气、瘰疬；②咽喉肿痛；③高血压；④气喘
水突	在颈部，当人迎与气舍连线的中点，胸锁乳突肌的前缘	①咽喉肿痛等局部病证；②咳嗽、气喘
气舍	人迎穴直下，在锁骨内侧端上缘，胸锁乳突肌的胸骨头与锁骨头之间	①咽喉肿痛；②瘿瘤、瘰疬；③气喘、呃逆；④颈项强

续表

穴位	定位	主治
缺盆	在锁骨上窝中央，前正中线旁开4寸	①咳嗽、气喘、咽喉肿痛、缺盆中痛等肺系及局部病证；②瘰疬
气户	在锁骨下缘，前正中线旁开4寸	①气喘、咳嗽、胸胁支满、呃逆等气机升降失常病证；②胸痛
库房	在第1肋间隙，前正中线旁开4寸处	①咳嗽、气喘、咳唾脓血等肺系病证；②胸胁胀痛
屋翳	在第2肋间隙，前正中线旁开4寸处	①咳嗽、气喘、咳唾脓血等肺系病证；②胸胁胀痛；③乳痛、乳癖等乳疾
膺窗	在第3肋间隙，前正中线旁开4寸	①咳嗽、气喘；②胸胁胀痛；③乳痛
乳中	在胸部，当第4肋间隙，乳头中央，距前正中线4寸	只作为胸腹部穴位的定位标志
乳根	在胸部，当第5肋间隙，距前正中线4寸	①咳嗽、哮喘；②胸胁胀痛；③乳痛
不容	脐上6寸，前正中线旁开2寸	呕吐、胃痛、纳少、腹胀等胃疾
承满	脐上5寸，前正中线旁开2寸	胃痛、吐血、纳少等胃疾
梁门	脐上4寸，前正中线旁开2寸	纳少、胃痛、呕吐等胃疾
关门	脐上3寸，前正中线旁开2寸	腹痛、腹胀、肠鸣、泄泻等胃肠病证
太乙	脐上2寸，前正中线旁开2寸	①胃病；②心烦、癫狂等神志疾病
滑肉门	脐上1寸，前正中线旁开2寸	①胃痛、呕吐；②癫狂

穴位	定位	主治
天枢	脐中旁开 2 寸	①腹痛、腹胀、便秘、泄泻、痢疾等胃肠病证；②月经不调、痛经等妇科疾病
外陵	脐下 1 寸，前正中线旁开 2 寸	①腹痛、疝气；②痛经
大巨	脐下 2 寸，前正中线旁开 2 寸	①小腹胀满；②小便不利等水液输布失常疾病；③疝气；④遗精、早泄等男科疾病
水道	脐下 3 寸，前正中线旁开 2 寸	①小腹胀满；②小便不利等水液输布失常疾病；③疝气；④痛经、不孕等妇科疾病
归来	脐下 4 寸，前正中线旁开 2 寸	①小腹痛、疝气；②月经不调、带下、阴挺等妇科疾病
气冲	在腹股沟稍上方，脐下 5 寸，前正中线旁开 2 寸	①肠鸣、腹痛；②疝气；③月经不调、不孕、阳痿、阴肿等妇科及男科病
髀关	在髂前上棘与髌骨底外缘连线上，屈髋时平会阴，居缝匠肌外侧凹陷处	下肢痿痹、腰痛、膝冷等腰及下肢病证
伏兔	在髂前上棘与髌骨底外缘连线上，髌骨外上缘上 6 寸	①下肢痿痹、腰痛、膝冷等腰及下肢病证；②疝气；③脚气
阴市	在髂前上棘与髌骨底外缘连线上，髌骨外上缘上 3 寸	①下肢痿痹、膝关节屈伸不利；②疝气
梁丘	屈膝，在髂前上棘与髌骨外上缘连线上，髌骨外上缘上 2 寸	①急性胃病；②膝肿痛、下肢不遂等下肢病证；③乳痈、乳痛等乳疾
犊鼻	屈膝，在髌韧带外侧凹陷中	膝痛、屈伸不利、下肢麻痹等下肢、膝关节疾病

穴位	定位	主治
足三里	犊鼻下3寸，胫骨前嵴外1横指处	①胃痛、呕吐、噎膈、腹胀、腹泻、痢疾、便秘等胃肠疾病；②下肢痿痹；③癫狂等神志病；④乳痈、肠痈等外科疾病；⑤虚劳诸证
上巨虚	犊鼻下6寸，足三里与下巨虚连线中点	①肠鸣、腹痛、腹泻、便秘、肠痈、痢疾等胃肠疾病；②下肢痿痹
条口	上巨虚下2寸	①下肢痿痹、转筋；②肩臂痛；③脘腹疼痛
下巨虚	上巨虚下3寸	①腹泻、痢疾、小腹痛等胃肠病证；②下肢痿痹；③乳痈
丰隆	外踝尖上8寸，条口外1寸，距胫骨前嵴外2横指处	①头痛、眩晕；②癫狂；③咳嗽、痰多；④下肢痿痹；⑤腹胀、便秘
解溪	足背踝关节横纹中央凹陷处，当拇长伸肌腱与趾长伸肌腱之间	①下肢痿痹、踝关节病、足下垂等下肢、踝关节疾病；②头痛、眩晕；③癫狂；④腹胀、便秘
冲阳	在足背最高处，当拇长伸肌腱和趾长伸肌腱之间，足背动脉搏动处	①胃痛；②口眼歪斜；③癫狂痫；④足痿无力
陷谷	足背第2、3跖骨结合部前方凹陷处	①面肿、水肿等水液输布失常疾病；②足背肿痛；③肠鸣、腹痛
内庭	足背第2、3趾间缝纹端	①齿痛、咽喉肿痛、鼻衄等五官热性病证；②热病；③吐酸、泄泻、痢疾、便秘等肠胃病证；④足背肿痛、跖趾关节痛
厉兑	第2趾外侧趾甲根角旁约0.1寸	①鼻衄、齿痛、咽喉肿痛等实热性五官病证；②热病；③多梦、癫狂等神志疾病

足太阴脾经

穴位	定位	主治
隐白	足大趾内侧趾甲根角旁0.1寸	①月经过多、崩漏等妇科病；②尿血、便血等慢性出血证；③癫狂、多梦；④惊风；⑤腹满、暴泻
大都	足大趾内侧，第1跖趾关节前下方，赤白肉际处	①腹胀、胃痛、呕吐、腹泻、便秘等脾胃病证；②热病、无汗
太白	第1跖骨小头后缘，赤白肉际凹陷处	①肠鸣、腹胀、胃痛、腹泻、便秘等脾胃病证；②体重关节痛
公孙	第1跖骨基底部的前下方，赤白肉际处	①胃痛、呕吐、腹痛、痢疾、腹泻等脾胃肠腑病证；②心烦失眠、狂证等神志病证；③逆气里急、气上冲心等冲脉病证
商丘	内踝前下方凹陷中，当舟骨结节与内踝尖连线之中点处	①腹胀、腹泻、便秘等脾胃病证；②黄疸；③足踝痛
三阴交	内踝尖上3寸，胫骨内侧面后缘	①肠鸣腹胀、腹泻等脾胃虚弱诸证；②月经不调、带下、阴挺、不孕、滞产等妇产科病证；③遗精、阳痿、遗尿等生殖泌尿系统疾病；④心悸、失眠、高血压；⑤下肢痿痹；⑥阴虚诸证
漏谷	在内踝尖与阴陵泉的连线上，内踝尖上6寸	①肠鸣、腹胀；②小便不利、遗精；③下肢痿痹
地机	在内踝尖与阴陵泉的连线上，阴陵泉下3寸	①痛经、崩漏、月经不调等妇科病证；②腹痛、腹泻等脾胃病证；③小便不利、水肿等脾不运化水湿病证
阴陵泉	胫骨内侧髁下缘凹陷中	①腹胀、腹泻、黄疸、小便不利、水肿等脾不运化水湿病证；②膝痛

续表

穴位	定位	主治
血海	屈膝，在髌骨内上缘上2寸，股四头肌内侧头隆起处	①月经不调、痛经、经闭等月经病；②瘾疹、湿疹、丹毒等血热性皮肤病
箕门	在血海与冲门的连线上，血海穴直上6寸	①小便不通、遗尿；②腹股沟肿痛
冲门	在腹股沟外侧，距耻骨联合上缘中点3.5寸	①腹痛、疝气；②崩漏、带下、胎气上冲等妇科病证
府舍	冲门穴外上方0.7寸，前正中线旁开4寸	腹痛、积聚、疝气等下腹部病证
腹结	府舍穴上3寸，大横穴下1.3寸	①腹痛、腹泻、食积；②疝气
大横	脐中旁开4寸	腹痛、腹泻、便秘等脾胃病证
腹哀	脐中上3寸，前正中线旁开4寸	消化不良、腹痛、便秘、痢疾等脾胃肠腑病证
食窦	第5肋间隙，前正中线旁开6寸	①胸胁胀痛；②噫气、反胃、腹胀等胃气失降性病证；③水肿
天溪	第4肋间隙，前正中线旁开6寸	①胸胁疼痛、咳嗽；②乳痈、乳汁少
胸乡	第3肋间隙，前正中线旁开6寸	胸胁胀痛
周荣	第2肋间隙，前正中线旁开6寸	①咳嗽、气逆；②胸胁胀满
大包	在侧胸部腋中线上，当第6肋间隙处	①气喘；②胸胁痛；③全身疼痛；④岔气；⑤四肢无力

手少阴心经

穴位	定位	主治
极泉	腋窝正中，腋动脉搏动处	①心痛、心悸等心疾；②肩臂疼痛、胁肋疼痛、臂丛神经损伤等痛证；③瘰疬；④腋臭；⑤上肢针麻用穴
青灵	臂内侧，在少海与极泉连线上，肘横纹上3寸，肱二头肌的尺侧缘	①头痛、振寒；②胁痛、肩臂痛
少海	屈肘，当肘横纹内侧端与肱骨内上髁连线的中点处	①心痛、癫症等心及神志病；②肘臂挛痛、臂麻手颤；③头项痛、腋胁部痛；④瘰疬
灵道	腕横纹上1.5寸，尺侧腕屈肌腱的桡侧缘	①心痛、悲恐善笑；②暴喑；③肘臂挛痛
通里	腕横纹上1寸，尺侧腕屈肌腱的桡侧缘	①心悸、怔忡等心病；②舌强不语、暴喑；③腕臂痛
阴郄	腕横纹上0.5寸，尺侧腕屈肌腱的桡侧缘	①心痛、惊悸等心病；②骨蒸盗汗；③吐血、衄血
神门	腕横纹尺侧端，尺侧腕屈肌腱的桡侧凹陷处	①心痛、心烦、惊悸、怔忡、健忘、失眠、痴呆、癫狂病等心及神志病证；②高血压；③胸胁痛
少府	在手掌面，第4、5掌骨之间，握拳时，当小指端与无名指端之间	①心悸、胸痛等心胸病；②阴痒、阴痛；③痈疡；④小指挛孪
少冲	小指桡侧指甲根角旁0.1寸	①心悸、心痛、癫狂、昏迷等心及神志病证；②热病；③胸胁痛

手太阳小肠经

穴位	定位	主治
少泽	小指尺侧指甲根角旁0.1寸	①乳汁少、乳痈等乳疾；②昏迷、热病等急症、热证；③头痛、目翳、咽喉肿痛等头面五官病证
前谷	微握拳，第5掌指关节前尺侧，掌指横纹头赤白肉际	①热病；②乳痈、乳汁少；③头痛、目痛、耳鸣、咽喉肿痛等头面五官病证
后溪	微握拳，第5掌指关节后尺侧的远侧掌横纹头赤白肉际	①头项强痛、腰背痛、肘臂及手指挛痛等痛证；②耳聋、目赤；③癫狂痫；④疟疾
腕骨	第5掌骨基底与钩骨之间，赤白肉际的凹陷处	①指挛腕痛、头项强痛；②目翳；③黄疸；④热病、疟疾
阳谷	腕背横纹尺侧端，当尺骨茎突与三角骨之间的凹陷处	①颈颔肿、臂外侧痛、腕痛等痛证；②头痛、目眩、耳鸣、耳聋等头面五官病证；③热病；④癫狂痫
养老	以手掌面向胸，当尺骨茎突桡侧骨缝凹陷中	①目视不明；②肩、背、肘、臂酸痛
支正	掌心对胸，阳谷与小海的连线上，腕背横纹上5寸	①头痛、项强、肘臂酸痛；②热病；③癫狂；④疣证
小海	屈肘，当尺骨鹰嘴与肱骨内上髁之间凹陷处	①肘臂疼痛、麻木；②癫痫
肩贞	臂内收，腋后纹头上1寸	①肩臂疼痛、上肢不遂；②瘰疬
臑俞	臂内收，腋后纹头直上，肩胛冈下缘凹陷中	①肩臂疼痛、肩不举；②瘰疬
天宗	肩胛冈下窝中央凹陷处，约当肩胛冈下缘与肩胛下角之间的上1/3折点处	①肩胛疼痛、肩背部损伤等局部病证；②气喘

穴位	定位	主治
秉风	肩胛冈上窝中央，天宗直上，举臂有凹陷处	肩胛疼痛、上肢酸麻等肩胛、上肢病证
曲垣	肩胛冈上窝内侧端，在臑俞与第2胸椎棘突连线的中点处	肩胛疼痛
肩外俞	第1胸椎棘突下旁开3寸	肩背疼痛、颈项强急等肩背、颈项痹证
肩中俞	第7颈椎棘突下旁开2寸处	①咳嗽、气喘；②肩背疼痛
天窗	扶突穴后，在胸锁乳突肌的后缘，约喉结旁开3.5寸	①耳鸣、耳聋、咽喉肿痛、暴喑等五官病证；②颈项强痛
天容	在下颌角的后方，胸锁乳突肌的前缘凹陷中	①耳鸣、耳聋、咽喉肿痛等五官病证；②头痛、颈项强痛
颧髎	目外眦直下，颧骨下缘凹陷处	口眼歪斜、眼睑𥆧动、齿痛、三叉神经痛等面部病证
听宫	在耳前，下颌骨髁状突的后方，张口呈凹陷处	①耳鸣、耳聋、聤耳等耳疾；②齿痛

足太阳膀胱经

穴位	定位	主治
睛明	目内眦角稍内上方凹陷处	①目赤肿痛、流泪、视物不明、目眩、近视、夜盲、色盲等目疾；②急性腰扭伤、坐骨神经痛；③心悸、怔忡
攒竹	眉头凹陷中，约在目内眦直上	①头痛、眉棱骨痛；②眼睑瞤动、眼睑下垂、口眼歪斜、目视不明、流泪、目赤肿痛等目疾；③呃逆
眉冲	攒竹穴直上，入发际0.5寸	①头痛、目眩；②鼻塞、鼻衄
曲差	前发际正中直上0.5寸，旁开1.5寸	①头痛、目眩；②鼻塞、鼻衄
五处	前发际正中直上1寸，旁开1.5寸	①头痛、目眩；②癫痫
承光	前发际正中直上2.5寸，旁开1.5寸	①头痛、目眩；②鼻塞；③热病
通天	前发际正中直上4寸，旁开1.5寸	①头痛、眩晕；②鼻塞、鼻衄、鼻渊等鼻部病证
络却	前发际正中直上5.5寸，旁开1.5寸	①头晕；②目视不明、耳鸣
玉枕	后发际正中直上2.5寸，旁开1.3寸。约平枕外粗隆上缘的凹陷处	①头项痛、目痛；②鼻塞
天柱	后发际正中直上0.5寸，旁开1.3寸，斜方肌外缘凹陷中	①头痛、项强、肩背腰痛等痹证；②鼻塞；③癫狂痫；④热病
大杼	第1胸椎棘突下，旁开1.5寸	①咳嗽；②颈项、肩背痛

续表

穴位	定位	主治
风门	第2胸椎棘突下，旁开1.5寸	①感冒、咳嗽、发热、头痛等外感病证；②项强、胸背痛
肺俞	第3胸椎棘突下，旁开1.5寸	①咳嗽、气喘、咯血等肺疾；②骨蒸潮热、盗汗等阴虚病证
厥阴俞	第4胸椎棘突下，旁开1.5寸	①心痛、心悸；②胸闷、咳嗽；③呕吐
心俞	第5胸椎棘突下，旁开1.5寸	①心痛、惊悸、失眠、健忘、癫痫等心与神志疾病；②咳嗽、吐血；③盗汗、遗精
督俞	第6胸椎棘突下，旁开1.5寸	①心痛、胸闷；②寒热、气喘；③腹胀、腹痛、肠鸣、呃逆等胃肠病证
膈俞	第7胸椎棘突下，旁开1.5寸	①呕吐、呃逆、气喘、吐血等上逆之证；②贫血；③瘾疹、皮肤瘙痒；④潮热、盗汗；⑤血瘀诸证
肝俞	第9胸椎棘突下，旁开1.5寸	①胁痛、黄疸等肝胆病证；②目赤、目视不明、夜盲、迎风流泪等目疾；③癫狂痫；④脊背痛
胆俞	第10胸椎棘突下，旁开1.5寸	①黄疸、口苦、胁痛等肝胆病证；②肺痨，潮热
脾俞	第11胸椎棘突下，旁开1.5寸	①腹胀、纳呆、呕吐、腹泻、痢疾、便血、水肿等脾胃肠腑病证；②背痛
胃俞	第12胸椎棘突下，旁开1.5寸	胃脘痛、呕吐、腹胀、肠鸣等胃疾
三焦俞	第1腰椎棘突下，旁开1.5寸	①肠鸣、腹胀、呕吐、腹泻、痢疾等脾胃肠腑病证；②小便不利、水肿等三焦气化不利病证；③腰脊强痛

穴位	定位	主治
肾俞	第2腰椎棘突下，旁开1.5寸	①头晕、耳鸣、耳聋、腰膝酸痛等肾虚病证；②遗尿、遗精、阳痿、早泄、不育等生殖泌尿系统疾病；③月经不调、带下、不孕等妇科病证
气海俞	第3腰椎棘突下，旁开1.5寸	①肠鸣、腹胀；②痛经；③腰痛
大肠俞	第4腰椎棘突下，旁开1.5寸	①腰腿痛；②腹胀、腹泻、便秘等胃肠病证
关元俞	第5腰椎棘突下，旁开1.5寸	①腹胀、腹泻；②腰骶痛；③小便频数或不利、遗尿
小肠俞	第1骶椎棘突下，旁开1.5寸，约平第1骶后孔	①遗精、遗尿、尿血、尿痛等泌尿生殖系统疾病；②泄泻、痢疾；③疝气；④腰骶痛
膀胱俞	第2骶椎棘突下，旁开1.5寸，约平第2骶后孔	①小便不利、遗尿等膀胱气化功能失调病证；②腰骶痛；③腹泻、便秘
中膂俞	第3骶椎棘突下，旁开1.5寸，约平第3骶后孔	①腹泻；②疝气；③腰骶痛
白环俞	第4骶椎棘突下，旁开1.5寸，约平第4骶后孔	①遗尿、遗精；②月经不调、带下；③疝气；④腰骶痛
上髎	第1骶后孔中，约当髂前上棘与后正中线之间	①大、小便不利；②月经不调、带下、阴挺等妇科病证；③遗精、阳痿；④腰骶痛
次髎	第2骶后孔中，约当髂后上棘下与后正中线之间	①月经不调、痛经、带下等妇科病证；②小便不利；③遗精；④疝气；⑤腰骶痛、下肢痿痹

续表

穴位	定位	主治
中髎	第3骶后孔中，次髎穴下内方，约当中膂俞与后正中线之间	①便秘、腹泻；②小便不利；③月经不调、带下；④腰骶痛
下髎	第4骶后孔中，中髎穴下内方，约当白环俞与后正中线之间	①腹痛、便秘；②小便不利；③带下；④腰骶痛
会阳	尾骨端旁开0.5寸	①痔疾、腹泻；②阳痿；③带下
承扶	臀横纹的中点	①腰、骶、臀、股部疼痛；②痔疾
殷门	承扶与委中连线上，承扶下6寸处	腰痛、下肢痿痹
浮郄	在腘横纹外侧端，委阳上1寸，股二头肌肌腱的内侧	①股腘部疼痛、麻木；②便秘
委阳	腘横纹外侧端，当股二头肌肌腱的内侧	①腹满、小便不利；②腰脊强痛、腿足挛痛
委中	腘窝横纹中点，当股二头肌肌腱与半腱肌肌腱的中间	①腰背痛、下肢痿痹等腰及下肢病证；②腹痛、急性吐泻；③小便不利、遗尿；④丹毒
附分	第2胸椎棘突下，旁开3寸	颈项强痛、肩背拘急、肘臂麻木等痹证
魄户	第3胸椎棘突下，旁开3寸	①咳嗽、气喘、肺痨等肺疾；②项强、肩背痛
膏肓	第4胸椎棘突下，旁开3寸	①咳嗽、气喘、肺痨等肺虚损证；②肩胛痛；③盗汗、健忘、遗精等虚劳诸疾

续表

穴位	定位	主治
神堂	第5胸椎棘突下，旁开3寸	①咳嗽、气喘、胸闷等肺胸病证；②脊背强痛
譩譆	第6胸椎棘突下，旁开3寸	①咳嗽、气喘；②肩背痛；③疟疾、热病
膈关	第7胸椎棘突下，旁开3寸	①胸闷、嗳气、呕吐等气逆病证；②脊背强痛
魂门	第9胸椎棘突下，旁开3寸	①胸胁胀痛、背痛；②呕吐、泄泻
阳纲	第10胸椎棘突下，旁开3寸	①肠鸣、腹痛、泄泻等胃肠病证；②黄疸；③消渴
意舍	第11胸椎棘突下，旁开3寸	腹胀、肠鸣、泄泻、呕吐等胃肠病证
胃仓	第12胸椎棘突下，旁开3寸	①胃脘痛、腹胀、小儿食积等脾胃病证；②水肿；③脊背痛
肓门	第1腰椎棘突下，旁开3寸	①腹痛、痞块、便秘等腹部疾病；②乳疾
志室	第2腰椎棘突下，旁开3寸	①遗精、阳痿等肾虚病证；②小便不利、水肿；③腰脊强痛
胞肓	平第2骶后孔，骶正中嵴旁开3寸	①肠鸣、腹胀、便秘等胃肠病证；②癃闭；③腰脊强痛
秩边	平第4骶后孔，骶正中嵴旁开3寸	①腰骶痛、下肢痿痹等症；②小便不利；③便秘、痔疾；④阴痛
合阳	委中直下2寸	①腰脊强痛、下肢痿痹；②疝气；③崩漏
承筋	合阳与承山连线的中点，腓肠肌肌腹中央	①腰腿拘急、疼痛；②痔疾

续表

穴位	定位	主治
承山	腓肠肌两肌腹之间凹陷的顶端处，约在委中与昆仑连线的中点	①腰腿拘急、疼痛；②痔疾、便秘
飞扬	昆仑直上7寸，承山外下方1寸处	①头痛、目眩；②腰腿疼痛；③痔疾
跗阳	昆仑直上3寸	①腰骶痛、下肢痿痹、外踝肿痛等腰、下肢痹证；②头痛
金门	申脉前下方，骰骨外侧凹陷中	①头痛、腰痛、下肢痿痹、外踝痛等痹证；②癫痫；③小儿惊风
昆仑	外踝尖与跟腱之间凹陷处	①后头痛、项强、腰骶疼痛、足踝肿痛等痛证；②癫痫；③滞产
仆参	昆仑直下，跟骨外侧，赤白肉际处	①下肢痿痹、足跟痛；②癫痫
申脉	外踝直下方凹陷中	①头痛、眩晕；②癫狂痫证、失眠等神志疾病；③腰腿酸痛
京骨	第5跖骨粗隆下，赤白肉际处	①头痛、项强；②腰腿痛；③癫痫
束骨	第5跖骨小头的后缘，赤白肉际处	①头痛、项强、目眩等头部疾病；②腰腿痛；③癫狂
足通谷	第5跖趾关节的前方，赤白肉际处	①头痛、项强；②鼻衄；③癫狂
至阴	足小趾外侧趾甲根角旁0.1寸	①胎位不正、滞产；②头痛、目痛；③鼻塞，鼻衄

足少阴肾经

穴位	定位	主治
涌泉	足趾跖屈时，约当足底前1/3凹陷处	①昏厥、中暑、小儿惊风、癫狂病等急症及神志病证；②头痛、头晕、目眩、失眠；③咯血、咽喉肿痛、喉痹等肺系疾病；④小便不利、大便难；⑤奔豚气；⑥足心热
然谷	内踝前下方，足舟骨粗隆下缘凹陷中	①月经不调、阴挺、阴痒、白浊等妇科病证；②遗精、阳痿、小便不利等泌尿生殖系疾病；③咯血、咽喉肿痛；④消渴；⑤腹泻；⑥小儿脐风、口噤
太溪	内踝高点与跟腱后缘连线的中点之间凹陷处	①头痛、目眩、失眠、健忘、遗精、阳痿等肾虚证；②咽喉肿痛、齿痛、耳聋、耳鸣等阴虚性五官病证；③咳嗽、气喘、咯血、胸痛等肺部疾病；④消渴、小便频数、便秘；⑤月经不调；⑥腰脊痛、下肢厥冷
大钟	太溪下0.5寸稍后，当跟腱内缘处	①痴呆；②癃闭、遗尿、便秘；③月经不调；④咯血、气喘；⑤腰脊强痛、足跟痛
水泉	太溪直下1寸，当跟骨结节内侧上缘	①月经不调、痛经、经闭、阴挺等妇科病证；②小便不利
照海	内踝高点正下缘凹陷处	①失眠、癫痫等精神、神志疾病；②咽喉干痛、目赤肿痛等五官热性疾病；③月经不调、带下、阴挺等妇科病证；④小便频数、癃闭
复溜	太溪穴上2寸，当跟腱的前缘	①水肿、汗证等津液输布失调疾病；②腹胀、腹泻等胃肠疾病；③腰脊强痛、下肢痿痹
交信	太溪穴上2寸，胫骨内侧面后缘，约当复溜前0.5寸	①月经不调、崩漏、阴挺、阴痒等妇科病证；②疝气；③五淋；④腹泻、便秘、痢疾等胃肠病证
筑宾	太溪与阴谷连线上，太溪穴直上5寸，约当腓肠肌内侧肌腹下缘处	①癫狂；②疝气；③呕吐涎沫；④小腿内侧痛

穴位	定位	主治
阴谷	屈膝，腘窝内侧，当半腱肌腱和半膜肌腱之间	①癫狂；②阳痿、小便不利、月经不调、崩漏等泌尿生殖系统疾病；③膝骨内侧痛
横骨	脐下5寸，耻骨联合上际，前正中线旁开0.5寸	①少腹胀痛；②小便不利、遗尿、遗精、阳痿等泌尿生殖系统疾病；③疝气
大赫	脐下4寸，前正中线旁开0.5寸	①遗精、阳痿等男科病证；②阴挺、带下等妇科疾病
气穴	脐下3寸，前正中线旁开0.5寸	①奔豚气；②月经不调、带下；③小便不利；④腹泻
四满	脐下2寸，前正中线旁开0.5寸	①月经不调、崩漏、带下、产后恶露不尽等妇产科病证；②遗精、遗尿；③小腹痛、脐下积聚疝瘕等腹部疾病；④便秘、水肿
中注	脐下1寸，前正中线旁开0.5寸	①月经不调；②腹痛、便秘、腹泻等胃肠疾病
肓俞	脐旁0.5寸	①腹痛、腹胀、泄泻、便秘等胃肠病证；②月经不调；③疝气
商曲	脐上2寸，前正中线旁开0.5寸	①胃痛、腹痛、腹胀、泄泻、便秘等胃肠病证；②腹中积聚
石关	脐上3寸，前正中线旁开0.5寸	①胃痛、呕吐、腹痛、腹胀、便秘等胃肠病证；②不孕
阴都	脐上4寸，前正中线旁开0.5寸	胃痛、腹胀、便秘等胃肠病证
腹通谷	脐上5寸，前正中线旁开0.5寸	①腹痛、腹胀、胃痛、呕吐等胃肠病证；②心痛、心悸、胸痛等心胸疾病
幽门	脐上6寸，前正中线旁开0.5寸	善哕、呕吐、腹痛、腹胀、腹泻等胃肠病证

续表

穴位	定位	主治
步廊	第5肋间隙，前正中线旁开2寸	①胸痛、咳嗽、气喘等胸肺疾病；②乳痈
神封	第4肋间隙，前正中线旁开2寸	①胸胁支满、咳嗽、气喘等胸肺疾病；②乳痈；③呕吐、不嗜食
灵墟	第3肋间隙，前正中线旁开2寸	①胸胁支满、咳嗽、气喘等胸肺疾病；②乳痈；③呕吐
神藏	第2肋间隙，前正中线旁开2寸	①胸胁支满、咳嗽、气喘等胸肺疾病；②呕吐、不嗜食
彧中	第1肋间隙，前正中线旁开2寸	胸胁支满、咳嗽、气喘、痰涌等肺系病证
俞府	锁骨下缘，前正中线旁开2寸	咳嗽、气喘、胸痛等胸肺疾病

手厥阴心包经

穴位	定位	主治
天池	乳头外侧1寸，当第4肋间隙中	①咳嗽、痰多、胸闷、气喘、胸痛等肺心病证；②乳痈；③瘰疬
天泉	腋前纹头下2寸，肱二头肌长、短头之间	①心痛、胸胁胀满、咳嗽等心肺病证；②胸背及上臂内侧痛
曲泽	肘微屈，肘横纹中，肱二头肌腱尺侧缘	①心痛、心悸、善惊等心系病证；②胃痛、呕吐、呕血等热性胃疾；③暑热病；④肘臂挛痛
郄门	腕横纹上5寸，掌长肌腱与桡侧腕屈肌腱之间	①急性心痛、心悸、心烦、胸痛等心疾；②咯血、呕血、衄血等热性出血证；③疔疮；④癫痫
间使	腕横纹上3寸，掌长肌腱与桡侧腕屈肌腱之间	①心痛、心悸等心疾；②胃痛、呕吐等热性胃病；③热病、疟疾；④癫狂痫
内关	腕横纹上2寸，掌长肌腱与桡侧腕屈肌腱之间	①心痛、胸闷、心动过速或过缓等心疾；②胃痛、呃逆、呕吐等胃腑病证；③中风；④失眠、郁证、癫狂痫等神志病证；⑤眩晕症，如晕车、晕船、耳源性眩晕；⑥肘臂挛痛
大陵	腕横纹中央，掌长肌腱与桡侧腕屈肌腱之间	①心痛、心悸、胸胁满痛；②胃痛、呕吐、口臭等胃腑病证；③喜笑悲恐、癫狂痫等神志疾病；④手臂挛痛
劳宫	掌心横纹中，第2、3掌骨之间	①中风昏迷、中暑等急症；②心痛、烦闷、癫狂痫等神志疾病；③口疮、口臭；④鹅掌风
中冲	手中指尖端之中央	中风昏迷、舌强不语、中暑、昏厥、小儿惊风等急症

手少阳三焦经

穴位	定位	主治
关冲	无名指尺侧指甲根角旁0.1寸	①头痛、目赤、耳聋、耳鸣、喉痹、舌强等头面五官病证；②热病、中暑
液门	手背第4、5指掌关节之间的前缘凹陷中	①头痛、目赤、耳聋、耳鸣、喉痹等头面五官热性病证；②疟疾；③手臂痛
中渚	手背第4、5掌骨小头后缘之间凹陷中，当液门后1寸	①热病；②肩背肘臂酸痛，手指不能屈伸
阳池	腕背横纹中，指总伸肌腱尺侧缘凹陷中	①目赤肿痛、耳聋、喉痹等五官病证；②消渴、口干；③腕痛、肩臂痛
外关	腕背横纹上2寸，尺骨与桡骨正中间	①热病；②头痛、目赤肿痛、耳鸣、耳聋等头面五官病证；③瘰疬；④胁肋痛；⑤上肢痿痹不遂
支沟	腕背横纹上3寸，尺骨与桡骨正中间	①便秘；②耳鸣、耳聋；③暴喑；④瘰疬；⑤胁肋疼痛；⑥热病
会宗	腕背横纹上3寸，支沟尺侧，尺骨桡侧缘	①耳聋；②病证；③上肢痹痛
三阳络	在腕背横纹上4寸，支沟上1寸，尺骨与桡骨之间	①耳聋、暴喑、齿痛等五官病证；②手臂痛
四渎	尺骨鹰嘴下5寸，尺骨与桡骨之间	①耳聋、暴喑、齿痛、咽喉肿痛等五官病证；②手臂痛
天井	屈肘，尺骨鹰嘴上1寸凹陷中	①耳聋；②癫痫；③瘰疬、瘿气；④偏头痛、胁肋痛、颈项肩臂痛等痛证
清冷渊	屈肘，天井上1寸	头痛、目痛、胁痛、肩臂痛等痛证

续表

穴位	定位	主治
消泺	肩髎与天井连线上，清冷渊上 3 寸	头痛、齿痛、项背痛等痛证
臑会	肩髎与天井连线上，肩髎下 3 寸，三角肌后缘	①瘰疬、瘿气；②上肢痹痛
肩髎	肩峰后下方，上臂外展时，当肩髃后寸许凹陷中	肩臂挛痛不遂
天髎	肩井与曲垣连线中点，肩胛骨上角凹陷处	肩臂痛、颈项强急
天牖	乳突后下部，胸锁乳突肌后缘，平下颌角处	①头痛、头眩、项强、目不明、暴聋、鼻衄、喉痹等头项五官病证；②瘰疬；③肩背痛
翳风	乳突前下方与下颌角之间的凹陷中	①耳鸣、耳聋等耳疾；②口眼歪斜、面风、牙关紧闭、颊肿等面口病证；③瘰疬
瘈脉	耳后，当翳风与角孙沿耳郭连线的下 1/3 与上 2/3 交界处	①头痛；②耳鸣、耳聋；③小儿惊风
颅息	耳后，当翳风与角孙沿耳郭连线的上 1/3 与下 2/3 交界处	①头痛；②耳鸣、耳聋；③小儿惊风
角孙	折耳郭向前当耳尖直上入发际处	①头痛、项强；②目赤肿痛、目翳；③齿痛、颊肿
耳门	耳屏上切迹前，下颌骨髁状突后缘，张口凹陷处	①耳鸣、耳聋、聤耳等耳疾；②齿痛、颈颌痛
耳和髎	鬓发后际，平耳郭根前，当颞浅动脉后缘	①头痛、耳鸣；②牙关紧闭、口眼歪斜
丝竹空	眉梢的凹陷处	①癫痫；②头痛、目眩、目赤肿痛、眼睑瞤动等头目病证；③齿痛

足少阳胆经

穴位	定位	主治
瞳子髎	目外眦外侧约 0.5 寸，眶骨外缘凹陷中	①头痛；②目赤肿痛、羞明流泪、内障、目翳等目疾
听会	耳屏间切迹前，下颌骨髁状突后缘，张口有凹陷处	①耳鸣、耳聋、聤耳等耳疾；②齿痛、口眼歪斜
上关（客主人）	下关直上，颧弓上缘凹陷处	①耳鸣、耳聋、聤耳等耳疾；②齿痛、面痛、口眼歪斜、口噤等面口病证
颔厌	头维与曲鬓弧形连线的上 1/4 与下 3/4 交界处	①偏头痛、眩晕；②惊痫；③耳鸣、目外眦痛、齿痛等五官病证
悬颅	头维与曲鬓弧形连线的中点	①偏头痛；②目赤肿痛；③齿痛
悬厘	头维与曲鬓弧形连线的下 1/4 与上 3/4 交界处	①偏头痛；②目赤肿痛；③耳鸣
曲鬓	耳前鬓发后缘直上，平角孙穴	头痛连齿、颊颔肿、口噤等头面病证
率谷	耳尖直上，入发际 1.5 寸	①头痛、眩晕；②小儿惊风
天冲	耳根后缘直上，入发际 2 寸，率谷后 0.5 寸	①头痛；②癫痫；③牙龈肿痛
浮白	耳根上缘向后入发际横量 1 寸，天冲与完骨弧形连线的上 1/3 与中 1/3 交点处	①头痛、耳鸣、耳聋、齿痛等头面病证；②瘿气
头窍阴	乳突后上缘，当天冲与完骨的中 1/3 与下 1/3 交点处	①头痛、眩晕、颈项强痛等头项病证；②耳鸣、耳聋
完骨	耳后，乳突后下方凹陷处	①癫痫；②头痛、项强、喉痹、颊肿、齿痛、口歪等头项五官病证

续表

穴位	定位	主治
本神	入前发际 0.5 寸，督脉旁开 3 寸	①癫痫、小儿惊风、中风；②头痛、目眩
阳白	目正视，瞳孔直上，眉上 1 寸	①前头痛；②目痛、视物模糊、眼睑眴动等目疾
头临泣	目正视，瞳孔直上入发际 0.5 寸，神庭与头维连线的中点	①头痛；②目痛、目眩、流泪、目翳等目疾；③鼻塞、鼻渊；④小儿惊痫
目窗	头正中线旁开 2.25 寸，头临泣后 1 寸	①头痛；②目痛、目眩、远视、近视等目疾；③小儿惊痫
正营	头正中线旁开 2.25 寸，目窗后 1 寸	头痛、头晕、目眩等头目病证
承灵	头正中线旁开 2.25 寸，正营后 1 寸	①头痛、眩晕；②目痛；③鼻渊、鼻衄、鼻窒、多涕等鼻疾
脑空	枕外隆凸的上缘外侧，头正中线旁开 2.25 寸，平脑户	①头痛、目眩、颈项强痛；②癫痫，惊悸
风池	胸锁乳突肌与斜方肌上端之间凹陷中，平风府穴	①中风、癫痫、眩晕等内风所致的病证；②感冒、鼻衄、目赤痛、口眼歪斜等外风所致的病证；③头病、耳鸣、耳聋；④颈项强痛
肩井	肩上，大椎与肩峰连线中点	①颈项强痛、肩背疼痛、上肢不遂；②难产、乳痈、乳汁不下、乳癖等妇产科及乳房疾病；③瘰疬
渊腋	举臂，腋中线上，第 4 肋间隙	①胸满、胁痛；②上肢痹痛、腋下肿
辄筋	渊腋前 1 寸，第 4 肋间隙	①胸满、气喘；②呕吐、吞酸；③胁痛、腋肿、肩背痛
日月	乳头直下，第 7 肋间隙处	①黄疸、胁肋疼痛等肝胆病证；②呕吐、吞酸、呃逆等肝胆犯胃病证

续表

穴位	定位	主治
京门	侧腰部，第12肋骨游离端下际处	①小便不利、水肿等水液代谢失调病证；②肠鸣、泄泻、腹胀等胃肠病证；③腰痛、胁痛
带脉	侧腹部，第11肋骨游离端直下平脐处	①月经不调、闭经、赤白带下等妇科病证；②疝气；③腰痛、胁痛
五枢	侧腹部，髂前上棘前0.5寸，约平脐下3寸处	①阴挺、赤白带下、月经不调等妇科病证；②疝气；③少腹痛、腰胯痛
维道	五枢穴前下方0.5寸处	①阴挺、赤白带下、月经不调等妇科病证；②疝气；③少腹痛、腰胯痛
居髎	在髋部，髂前上棘与股骨大转子高点连线的中点处	①腰腿痹痛、瘫痪；②疝气、少腹痛
环跳	侧卧屈股，当股骨大转子高点与骶管裂孔连线外1/3与内2/3交点处	①腰胯疼痛、半身不遂、下肢痿痹等腰腿疾病；②风疹
风市	大腿外侧正中，腘横纹上7寸	①下肢痿痹、麻木及半身不遂等下肢疾病；②遍身瘙痒
中渎	大腿外侧正中，风市下2寸，或腘横纹上5寸	下肢痿痹、麻木及半身不遂等下肢疾病
膝阳关	阳陵泉上3寸，股骨外上髁外上方凹陷中	膝膑肿痛、挛急及小腿麻木等下肢、膝关节疾病
阳陵泉	腓骨小头前下方凹陷中	①黄疸、胁痛、口苦、呕吐、吞酸等肝胆犯胃病证；②膝肿痛、下肢痿痹及麻木等下肢、膝关节疾病；③小儿惊风
阳交	外踝高点上7寸，腓骨后缘	①惊狂、癫痫等神志病证；②瘈疭；③胸胁满痛；④下肢痿痹

续表

穴位	定位	主治
外丘	外踝高点上 7 寸，腓骨前缘	①癫狂；②胸胁胀满；③下肢痿痹
光明	外踝高点上 5 寸，腓骨前缘	①目痛、夜盲、近视、目花等目疾；②胸乳胀痛；③下肢痿痹
阳辅	外踝高点上 4 寸，腓骨前缘稍前处	①偏头痛、目外眦痛、咽喉肿痛、腋下肿痛、胸胁满痛等头面躯体痛证；②瘰疬；③下肢痿痹
悬钟	外踝高点上 3 寸，腓骨前缘	①痴呆、中风等髓海不足疾病；②颈项强痛、胸腹满痛、下肢痿痹
丘墟	外踝前下方，趾长伸肌腱的外侧凹陷中	①目赤肿痛、目翳等目疾；②颈项痛、腋下肿、胸胁痛、外踝肿痛等痛证；③足内翻、足下垂
足临泣	第 4 跖趾关节的后方，当小趾伸肌腱的外侧凹陷处	①偏头痛、目赤痛、胁痛、足跗肿痛等痛证；②月经不调、乳痛；③瘰疬
地五会	第 4、5 跖骨间，第 4 跖趾关节稍后方，当小趾伸肌腱的内侧缘处	①头痛、目赤痛、胁痛、足跗肿痛等痛证；②耳鸣、耳聋；③乳痛
侠溪	足背，第 4、5 趾间，趾蹼缘后方赤白肉际处纹头上凹陷处	①惊悸；②头痛、眩晕、颊肿、耳鸣、耳聋、目赤肿痛等头面五官病证；③胁肋、膝股痛、足跗肿痛等痛证；④乳痛；⑤热病
足窍阴	第 4 趾外侧趾甲根角旁 0.1 寸	①头痛、目赤肿痛、耳鸣、耳聋、咽喉肿痛等头面五官实热病证；②胸胁痛、足跗肿痛

足厥阴肝经

穴位	定位	主治
大敦	足大趾外侧趾甲根角旁约0.1寸	①疝气、少腹痛；②遗尿、癃闭、五淋、尿血等泌尿系病证；③月经不调、崩漏、阴缩、阴中痛、阴挺等月经及前阴病证；④癫痫、多寐
行间	足背，当第1、2趾间的趾蹼缘上方纹头处	①中风、癫痫、头痛、目眩、目赤肿痛、青盲、口歪等肝经风热病证；②月经不调、痛经、闭经、崩漏、带下等妇科经带病证；③阴中痛、疝气；④遗尿、癃闭、五淋等泌尿系病证；⑤胸胁满痛
太冲	足背，第1、2趾骨结合部之前凹陷中	①中风、癫狂痫、小儿惊风；②头痛、眩晕、耳鸣、目赤肿痛、口歪、咽痛等肝经风热病证；③月经不调、痛经、闭经、崩漏、带下等妇科经带病证；④黄疸、胁痛、腹胀、呕逆等肝胃病证；⑤遗尿、癃闭；⑥下肢痿痹、足跗肿痛
中封	内踝前1寸，胫骨前肌腱内缘凹陷中	①疝气；②遗精；③小便不利；④腰痛、少腹痛、内踝肿痛
蠡沟	内踝尖上5寸，胫骨内侧面的中央	①月经不调、赤白带下、阴挺、阴痒等妇科病证；②小便不利；③疝气、睾丸肿痛
中都	内踝尖上7寸，胫骨内侧面的中央	①疝气、小腹痛；②崩漏、恶露不尽；③泄泻
膝关	胫骨内上髁后下方，阴陵泉后1寸	膝膑肿痛，下肢痿痹
曲泉	屈膝，当膝内侧横纹头上方，半腱肌与半膜肌止端前缘凹陷中	①月经不调、痛经、带下、阴挺、阴痒、产后腹痛等妇科病证；②遗精、阳痿、疝气；③膝膑肿痛、下肢痿痹
阴包	股骨内上髁上4寸，缝匠肌后缘	①月经不调；②遗尿、小便不利；③腰骶痛引小腹

穴位	定位	主治
足五里	气冲穴直下3寸，大腿根部，耻骨结节下方	①少腹痛；②小便不通、阴挺、睾丸肿痛；③瘰疬
阴廉	气冲穴直下2寸，大腿根部，耻骨结节下方	①月经不调、带下；②少腹疼痛
急脉（羊矢）	耻骨联合下缘中点旁开2.5寸，当气冲穴外下方腹股沟处	①少腹痛、疝气；②阴挺
章门	第11肋游离端之下际	①腹痛、腹胀、肠鸣、泄泻、呕吐等胃肠病证；②胁痛、黄疸、痞块（肝脾肿大）等肝脾病证
期门	乳头直下，第6肋间隙，前正中线旁开4寸	①胸胁胀痛、呕吐、吞酸、呃逆、腹胀、腹泻等肝胃病证；②奔豚气；③乳痛

督脉

穴位	定位	主治
长强	跪伏或膝胸位，尾骨尖端与肛门连线中点处	①腹泻、痢疾、便血、便秘、痔疮、脱肛等肠腑病证；②癫狂病；③腰脊、尾骶疼痛
腰俞	正当骶管裂孔中	①腹泻、痢疾、便血、便秘、痔疮、脱肛等肠腑病证；②月经不调、经闭等月经病；③腰脊强痛、下肢痿痹；④病证
腰阳关	后正中线上，第4腰椎棘突下凹陷中	①腰骶疼痛、下肢痿痹；②月经不调、赤白带下等妇科病证；③遗精、阳痿等男科病证
命门	后正中线上，第2腰椎棘突下凹陷中	①腰骶疼痛、下肢痿痹；②月经不调、赤白带下、痛经、经闭、不孕等妇科病证；③遗精、阳痿、精冷不育、小便频数等男性肾阳不足病证；④小腹冷痛、腹泻
悬枢	后正中线上，第1腰椎棘突下凹陷中	①腰脊强痛；②腹胀、腹痛、完谷不化、泄泻、痢疾等胃肠疾病
脊中	后正中线上，第11胸椎棘突下凹陷中	①癫痫；②黄疸；③腹泻、痢疾、痔疮、脱肛、便血等肠腑病证；④腰脊强痛；⑤小儿疳疾
中枢	后正中线上，第10胸椎棘突下凹陷中	①黄疸；②呕吐、腹满、胃痛、食欲不振等脾胃病证；③腰背疼痛
筋缩	后正中线上，第9胸椎棘突下凹陷中	①癫狂病；②抽搐、脊强、四肢不收、筋挛拘急等筋病；③胃痛；④黄疸
至阳	后正中线上，第7胸椎棘突下凹陷中	①黄疸、胸胁胀满等肝胆病证；②咳嗽、气喘；③腰背疼痛、脊强
灵台	后正中线上，第6胸椎棘突下凹陷中	①咳嗽、气喘；②脊痛、项强；③疔疮
神道	后正中线上，第5胸椎棘突下凹陷中	①心痛、心悸、怔忡等心疾；②失眠、健忘、中风失语、病证等神志病；③咳嗽、气喘；④腰脊痛、肩背痛

穴位	定位	主治
身柱	后正中线上，第3胸椎棘突下凹陷中，约与两侧肩胛冈高点相平	①身热、头痛、咳嗽、气喘等外感病证；②惊厥、癫狂痫等神志病证；③腰脊强痛；④疔疮、发背
陶道	后正中线上，第1胸椎棘突下凹陷中	①热病、疟疾、恶寒发热、咳嗽、气喘等外感病证；②骨蒸潮热；③癫狂；④脊强
大椎	后正中线上，第7颈椎棘突下凹陷中	①热病、疟疾、恶寒发热、咳嗽、气喘等外感病证；②骨蒸潮热；③癫狂痫、小儿惊风等神志病证；④项脊强痛；⑤风疹、痤疮
哑门	第1颈椎下，后发际正中直上0.5寸	①暴喑、舌缓不语；②癫狂痫、癔症等神志病证；③头痛，颈项强痛
风府	正坐，头微前倾，后正中线上，入后发际直上1寸处	①中风、癫狂痫、癔症等神志病证；②头痛、眩晕、颈项强痛、咽喉肿痛、目痛、失音、鼻衄等内、外风为患病证
脑户	风府穴直上1.5寸，当枕骨粗隆上缘凹陷处	①头晕、项强；②失音；③癫痫
强间	脑户穴直上1.5寸，或当风府穴与百会穴连线的中点处	①头痛、目眩、项强；②癫狂
后顶	强间穴直上1.5寸，或百会穴直后1.5寸	①头痛、眩晕；②癫狂痫
百会	后发际正中直上7寸，或当头部正中线与两耳尖连线的交点处	①痴呆、中风、失语、瘛疭、失眠、健忘、癫狂痫、癔症等神志病证；②头风、头痛、眩晕、耳鸣等头面病证；③脱肛、阴挺、胃下垂、肾下垂等气失固摄而致的下陷性病证
前顶	前发际正中直上3.5寸	①头痛、眩晕；②鼻渊；③癫狂痫

穴位	定位	主治
囟会	前发际正中直上2寸	①头痛、眩晕；②鼻渊；③癫狂病
上星	囟会穴前1寸或前发际正中直上1寸	①头痛、目痛、鼻渊、鼻衄等头面部病证；②热病、疟疾；③癫狂
神庭	前发际正中直上0.5寸	①癫狂痫、失眠、惊悸等神志病证；②头痛、目眩、目赤、目翳、鼻渊、鼻衄等头面五官病证
素髎	鼻尖正中	①昏迷、惊厥、新生儿窒息、休克、呼吸衰竭等危急重症；②鼻渊、鼻衄等鼻病
水沟	在人中沟的上1/3与下2/3的交点处	①昏迷、晕厥、中风、中暑、休克、呼吸衰竭等急危重症，为急救要穴之一；②癔症、癫狂痫、急慢惊风等神志病证；③鼻塞、鼻衄、面肿、口眼歪斜、齿痛、牙关紧闭等面鼻口部病证；④闪挫腰痛
兑端	上唇正中的尖端，红唇与皮肤移行处	①昏迷、晕厥、癫狂、癔症等神志病证；②口歪、口噤、口臭、齿痛等口部病证
龈交	上唇系带与齿龈连接处	①口歪、口噤、口臭、齿痛、齿衄、鼻衄、面赤颊肿等面口部病证；②癫狂
印堂	两眉头中央	①头痛、眩晕、失眠；②鼻病；③三叉神经痛；④高血压

任脉

穴位	定位	主治
会阴	截石位，男性在阴囊根部（女性为大阴唇后联合）与肛门连线的中点	①溺水窒息、昏迷、癫狂病等危急症；②小便不利、遗尿、遗精、阴痛、阴痒、脱肛、阴挺、痔疮等前后二阴疾病；③月经不调
曲骨	前正中线上，脐下5寸，当耻骨联合上缘中点处	①遗尿、小便不利等泌尿系病证；②遗精、阳痿、阴囊湿疹等男科病证；③月经不调、痛经、赤白带下等妇科病证
中极	前正中线上，脐下4寸	①遗尿、小便不利、癃闭等泌尿系病证；②遗精、阳痿、不育等男科病证；③月经不调、崩漏、阴挺、阴痒、不孕、产后恶露不尽、带下等妇科病证
关元	前正中线上，脐下3寸	①中风脱证、虚劳冷惫、羸瘦乏力等元气虚损病证；②腹泻、痢疾、脱肛、便血等肠腑病证；③少腹疼痛、疝气；④遗精、阳痿、早泄、白浊等男科病；⑤月经不调、痛经、经闭、崩漏、带下、阴挺、产后恶露不止、胞衣不下等妇科病证；⑥五淋、尿血、尿闭、尿频等泌尿系病证
石门	前正中线上，脐下2寸	①腹胀、腹泻、绕脐疼痛、痢疾等肠腑病证；②奔豚气、疝气；③水肿、小便不利；④遗精、阳痿；⑤经闭、崩漏、带下、产后恶露不止等妇科病证
气海	前正中线上，脐下1.5寸	①虚脱、形体羸瘦、脏气衰惫、乏力等气虚病证；②水谷不化、绕脐疼痛、腹泻、痢疾、便秘等肠腑病证；③小便不利、遗尿等泌尿系病证；④遗精、阳痿、疝气；⑤月经不调、痛经、经闭、崩漏、带下、阴挺、产后恶露不止、胞衣不下等妇科病证
阴交	前正中线上，脐下1寸	①腹痛、疝气；②水肿、小便不利；③月经不调、崩漏、带下等妇科经带病证

续表

穴位	定位	主治
神阙	脐窝中央	①虚脱、中风脱证等元阳暴脱病证；②腹痛、腹胀、腹泻、痢疾、便秘、脱肛等肠腑病证；③水肿、小便不利
水分	前正中线上，脐上1寸	①水肿、小便不利等水液输布失常病证；②腹痛、腹泻、反胃吐食等胃肠病证
下脘	前正中线上，脐上2寸	①腹胀、腹痛、泄泻、呕吐、疳疾、食谷不化等脾胃病证；②痞块
建里	前正中线上，脐上3寸	①胃痛、腹胀、呕吐、食欲不振、腹痛等脾胃病证；②水肿
中脘	前正中线上，脐上4寸	①胃痛、腹胀、纳呆、呕吐、吞酸、呃逆、疳积等脾胃病证；②癫狂、脏躁
上脘	前正中线上，脐上5寸	①胃痛、呕吐、呃逆、腹胀等胃腑病证；②癫痫
巨阙	前正中线上，脐上6寸，或胸剑联合下2寸	①癫狂痫；②腹胀、腹痛
鸠尾	前正中线上，脐上7寸，或剑突下，胸剑联合下1寸	①癫狂痫；②胸痛；③腹胀、呃逆
中庭	前正中线上，平第5肋间隙，胸剑联合的中点处	①胸腹胀满、噎膈、呕吐等胃气上逆病证；②心痛；③梅核气
膻中	前正中线上，平第4肋间隙	①咳嗽、气喘、胸痛、胸闷、噎膈、呃逆等胸中气机不畅病证；②产妇少乳、乳痈、乳癖等胸乳病证
玉堂	前正中线上，平第3肋间隙	咳嗽、气喘、胸痛、胸闷、乳房胀痛、呕吐等气机不畅病证

穴位	定位	主治
紫宫	前正中线上，平第2肋间隙	咳嗽、气喘、胸痛
华盖	前正中线上，胸骨角的中点处，平第1肋间隙	咳嗽、气喘、胸痛
璇玑	前正中线上，胸骨柄的中央处	①咳嗽、气喘、胸痛；②咽喉肿痛；③积食
天突	胸骨上窝正中	①咳嗽、哮喘、胸痛、咽喉肿痛、暴喑等肺系病证；②瘿气、噎膈、梅核气等气机不畅病证
廉泉	微仰头，在喉结上方，当舌骨体上缘的中点	中风失语、暴喑、吞咽困难、舌缓流涎、舌下肿痛、口舌生疮、喉痹等咽喉、口舌病证
承浆	颏唇沟的正中凹陷处	①口歪、牙龈肿痛、流涎等口部病证；②暴喑；③癫狂

参考文献

[1] 赵毅，王诗忠．推拿手法学 [M]．上海：上海科学技术出版社，2009．

[2] 胡玲．经络腧穴学 [M]．上海：上海科学技术出版社，2009．

[3] 周丽，皮明钧，谭达全．"筋"理论探析 [J]．湖南中医药大学学报，2007，27（5）：58．

[4] 张维波．《黄帝内经》气血经络概念解析 [J]．中国针灸，2013，33（8）：708-716．

[5] 梁宜，方剑乔．《灵枢》经筋理论探析 [J]．中医杂志，2008，49（6）：488-490．

[6] 潘中恒．对骨科"治骨先治肉"的认识 [J]．中医杂志，1992，（12）：54．

[7] 韦嵩，孙维峰，陈志煌，等．痹证经筋论治探析 [J]．中华中医药学刊，2011，29（12）：2709-2711．

[8] 贺文华，董晓慧，汤臣建，等．"宗筋主束骨而利机关"理论在经筋病中的临床应用概况 [J]．湖南中医杂志，2019，35（5）：155-157．

[9] 陈树东，侯宇，林定坤．浅谈"筋束骨而利机关"在理筋手法中的运用 [J]．中国中医骨伤科杂志，2014，22（4）：65-66．

[10] 苏鑫童，马晓晶，薛立功，等．论经筋痹痛 [J]．中国中医基础医学杂志，2015，21（4）：381-382．

[11] 林星星，董宝强，马铁明．对经筋理论中若干"点"概念的辨析与整合 [J]．中国中医基础医学杂志，2018，24（5）：584-585，626．